# La Anestesia en la Facultad de Veterinaria de Córdoba durante el siglo XX

# La Anestesia en la Facultad de Veterinaria de Córdoba durante el siglo XX

Rafael Gómez Villamandos
José M.ª Santisteban Valenzuela
M.ª del Mar Granados Machuca

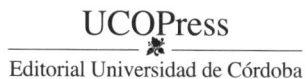

UCOPress
Editorial Universidad de Córdoba

*La Anestesia en la Facultad de Veterinaria de Córdoba durante el siglo xx*.– Córdoba: UCOPress. Editorial Universidad de Córdoba, 2025

17 x 24 cm, 160 pp. il. color

THEMA: MZ, MZSN

Autores: Rafael Gómez Villamandos, José M.ª Santisteban Valenzuela y M.ª del Mar Granados Machuca

Historia de la Anestesia y Cirugía (Proyecto Propio de Innovación y Transferencia. Investigador principal: Rafael J. Gómez Villamandos. Universidad de Córdoba).

La Anestesia en la Facultad de Veterinaria de Córdoba durante el siglo xx

© De los autores

© Edita: UCOPress. Editorial Universidad de Córdoba, 2025
Campus Universitario de Rabanales
Ctra. Nacional IV, Km 396. 14071 Córdoba (España)
Tel.: (+34) 957 212 165
https://ucopress.uco.es • ucopress@uco.es

ISBN: 978-84-9927-897-1
e-ISBN: 978-84-9927-898-8
DL: CO 1355-2025

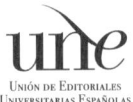

Unión de Editoriales Universitarias Españolas

Esta editorial es miembro de la UNE, lo que garantiza la difusión y comercialización de sus publicaciones a nivel nacional e internacional.

Maquetación: UCOPress

Impresión: Minerva. Soluciones gráficas

Impreso en papel ecológico

FSC

Impreso en España · Printed in Spain

# Índice

*A nuestras familias*

Agradecemos al Decanato de la Facultad de Veterinaria por facilitarnos volúmenes del Archivo Histórico.

A nuestros predecesores, a nuestros doctorandos de anestesia y cirugía, a nuestros estudiantes.

# Presentación

Es todo un privilegio poder presentar este libro, una obra en la que la anestesia se presenta como tema central, a la vez que hace referencia al legado académico y humano que ha dejado la Facultad de Veterinaria de Córdoba a lo largo de su dilatada historia.

Durante los distintos capítulos, los autores nos ofrecen un recorrido lleno de rigor y detalle, entrelazando la historia de nuestra Facultad con los grandes avances de la anestesiología veterinaria. La anestesia, desde sus primeros pasos en nuestra Facultad, se ha consolidado durante el siglo XX como una herramienta imprescindible en la medicina veterinaria moderna, facilitando intervenciones quirúrgicas más seguras y promoviendo una atención clínica de calidad.

Rafael J. Gómez Villamandos, Catedrático de la Facultad de Veterinaria de Córdoba, especialista en anestesiología y autor de este libro, nos recuerda que nuestra historia es una fuente de aprendizaje y de inspiración. El autor hace referencia a sus "maestros" a la vez que honra a todos aquellos que forjaron los cimientos de esta disciplina. Hombres y mujeres pioneros en la Facultad, que rompieron barreras y que nos inspiran a continuar con su legado de excelencia académica y científica. Su relato personal, entrelazado con su recorrido profesional, invita a reflexionar con perspectiva histórica sobre cómo debe avanzar la profesión. Su dilatada experiencia como docente e investigador de prestigio internacional, junto con su amor por la música y la historia, enriquece esta obra con una visión muy especial.

Quiero felicitar a todos los autores por su esfuerzo y compromiso en la elaboración de este libro, y también agradecerles por dar voz a una parte fundamental de la historia de nuestra Facultad. Estoy convencido de que la lectura de esta obra servirá de inspiración, no sólo para para estudiantes o profesionales especialistas en clínica, sino para todos aquellos que aman la veterinaria y comparten nuestro compromiso con el bienestar animal y la excelencia académica.

Que este libro sea un recordatorio de que la profesión veterinaria es una vocación que se nutre no sólo de la ciencia, sino también de la pasión y la dedicación. Un pilar esencial para integrar de la salud humana, animal y ambiental en "Una sola salud". Que, con cada anestesia, cada investigación realizada y cada paciente atendido, sigamos avanzando con perspectiva, honrando nuestro pasado y mirando hacia un futuro lleno de posibilidades.

Manuel Hidalgo Prieto
*Decano de la Facultad de Veterinaria de Córdoba*

# Prólogo

El objetivo de este libro ha sido compilar de la forma más didáctica posible la información que disponemos sobre la anestesia en los quirófanos de la Facultad de Veterinaria de Córdoba a lo largo del siglo XX, por lo que los que fueron, son y serán estudiantes de veterinaria son los principales destinatarios de este documento, seguidos de los compañeros clínicos con dedicación especial a la anestesia y de todos aquellos que se sientan atraídos por la historia de la medicina veterinaria.

La relación con esa historia se inicia con mi incorporación como becario de investigación a la Cátedra de Cirugía en 1990, y vino precisamente de la "Jefa", de Dña. Inmaculada Ávila Jurado, también amante de la historia, que me prestó un libro, "El Siglo de los Cirujanos" (Jürgen Thorwald, 1956), el cual despertó en mí algo que nos suele pasar desapercibido: perspectiva. En esos años me topé un buen día, en el fondo de un armario de los Servicios Clínicos de la Facultad, con los Libros de Historias Clínicas, que guardamos como un tesoro y que hoy dan lugar al presente libro.

En esa época Dña. Inmaculada Ávila estaba inmersa en una obra apabullante, "El Caballo, Protagonista de la Historia y de la Medicina Veterinaria", por el que se le concedió el Premio Polo de la Historia de la Veterinaria y del que fuimos coautores, por lo que era inevitable no mirar de reojo a la historia en mi trasiego a profesor ayudante y titular.

El desarrollo académico (asistencial, investigador y docente) no me permitía dedicar tiempo suficiente al estudio de esos libros, pero siempre ojeaba documentos y artículos relacionados con nuestra historia, proporcionándome internet una ventana a museos y colecciones, a la medicina veterinaria y humana del siglo XIX y de la Antigüedad, afán que luego se vio dirigido a la búsqueda de mi propia genealogía. Los orígenes cántabro e irlandés del siglo XVIII confluyeron en la luminosa ciudad de Cádiz, posteriormente los leoneses se encontraron con los gaditanos en Toledo, y estos últimos con la ascendencia onubense afincada en Córdoba desde inicios del siglo XX. Las Guerras Carlistas, la Guerra de Filipinas, la Guerra de Cuba, la Guerra de Marruecos y la Civil Española han contado con la participación de mis ancestros, algunos fallecidos en lejanas tierras y otros huidos de su tierra, y eso vuelve a proporcionar perspectiva.

En otros momentos me interesé por la historia de Córdoba, adictiva e inagotable, y de ahí aterricé al estudio de nuestra Escuela de Veterinaria, fundada en 1847, pero no desde los libros o archivos que estaban publicados, sino desde la prensa histórica local, un mundo apasionante que nos devuelve, de nuevo, perspectiva.

La anestesia y yo nos encontramos de casualidad, me apasionó la fisiopatología y el control de los pacientes durante una anestesia, me cautivó la anestesia de los caballos y me subyugó la captura de animales de zoo y vida libre, las posibilidades investigadoras y docentes se antojaban infinitas, las cuales me reportaron grandes amigos e inolvidables compañeros. Pero antes de esa etapa ya habíamos coincidido.

Siendo niño fui anestesiado en dos ocasiones. De la primera ocasión, a finales de los sesenta, aún recuerdo cómo me acercaron una mascarilla negra a la cara y el olor químico del anestésico, pudo ser éter o halotano. En la segunda, a mediados de los setenta, mi vena cefálica izquierda fue perforada con una palomilla y mediante una jeringuilla empezaron a suministrarme un líquido semitransparente a la vez que me dijeron que contara hasta diez, del siete ya no me acuerdo, sería tiopental sódico, con el que imagino mantuvieron la anestesia, pues en el despertar no recuerdo que sintiera el carraspeo que suele dejar en la garganta un tubo traqueal, o igual fui mantenido con una mascarilla facial con halotano y oxígeno. Sin saberlo fui testigo de dos técnicas anestésicas que décadas más tarde aplicaría profesionalmente.

Y llegó el momento. En un periodo no tan presionado por el desarrollo curricular y habiendo desempeñado diversos cargos de gestión, aquellos libros volvieron a decirme que teníamos una cuenta pendiente, y emocionado por un reto de enorme responsabilidad decidí dar voz a esa historia oculta, convencido de que no somos un "eslabón perdido", sino el engranaje que debe continuarse, ser el enlace que busca al siguiente, para que esa cadena no se pierda y siempre avance con perspectiva.

Con la anestesia se ha venido dejando atrás la contundencia y la fuerza, el peligro de accidentes personales y lo incurable. Estos fármacos permiten proporcionar a cada animal lo que necesita para ser anestesiado con todas las garantías posibles y durante el tiempo que sea necesario, realizándose un abordaje al control del dolor como jamás se ha hecho y ejecutándose intervenciones quirúrgicas impensables hasta mediados del siglo XX. Y siempre, detrás de cada actuación, un veterinario; un profesional velando por el bienestar de cada paciente en cada minuto de su anestesia.

Los coautores de este libro han dejado en mis manos este prólogo, pero les debo reconocer su confianza, su cariño, esa mirada afectuosa y desafiante al futuro, su generosidad y su profesionalidad, pues los maestros avaros difícilmente tendrán grandes discípulos, y estos tienen que llegar más lejos que aquellos, ya que la ciencia no es propiedad de nadie.

Rafael J. Gómez Villamandos

# Introducción

La privación del dolor durante las intervenciones quirúrgicas supuso un punto de inflexión de la medicina durante el siglo XIX. El descubrimiento de los efectos anestésicos del cloroformo, del óxido nitroso y del éter permitieron abandonar los remedios tradicionales basados en preparados vegetales (adormidera, belladona, mandrágora), en alcohol (vino, brandy, whisky) y sus combinaciones (láudano). No obstante, la implantación masiva de estos fármacos llevó muchas décadas, dándose el caso que hacia 1950 aún se recomendaba de forma ocasional el uso de bebidas alcohólicas para practicar cirugía abdominal en personas (Franco Grande y col. 2005).

La medicina veterinaria siempre estuvo cerca de los avances que se desarrollaban en humana, pero la complejidad que conlleva anestesiar a un animal supuso que su uso generalizado se demorara hasta los inicios del siglo XX, pues la dosificación y el equipamiento serían distintos a los utilizados en personas. La peligrosidad que implicaba anestesiar a grandes animales, en los que se usaban altas cantidades de anestésico e implicaba la excitación de muchos pacientes, no facilitó su expansión. Así mismo, conforme se iban conociendo los efectos secundarios que producían en personas algunos anestésicos llevaba a los veterinarios a descartar productos sin haberlos llegado a usar o habiéndolos usados un periodo corto de tiempo.

Este escenario conduce a que hasta los años treinta del siglo XX la anestesia veterinaria estuviera a caballo entre los antiguos preparados y los nuevos fármacos, casi dándole la mano aún a la albeitería.

En el Archivo Histórico de la Facultad de Veterinaria y del Departamento de Medicina y Cirugía Animal de la Universidad de Córdoba se conservan los registros clínicos de varios periodos. Se mantiene un libro con anotaciones descriptivas breves de los animales atendidos por la incipiente Escuela de Veterinaria entre 1862 y 1899. Desde 1913 hasta 1990 encontramos las historias clínicas en un total de 36 libros, la mayoría de ellos referidos a la Clínica de Patología Quirúrgica. Sin que exista en ellos una mayoritaria explicación detallada de los casos clínicos, estos documentos suponen una ventana a la historia de la medicina y cirugía veterinaria, tratándose de ejemplares únicos en España, y permiten establecer un hilo conductor sobre los protocolos anestésicos que se fueron utilizando.

De la mano de esas anotaciones nos adentramos en la evolución de la actividad clínica de la Facultad de Veterinaria de Córdoba, en la historia de la anestesia y especialmente en los fármacos usados durante el siglo XX en la Facultad, siendo su principal hilo conductor los registros existentes en los Libros de Historias Clínicas.

# Contexto histórico

La medicina veterinaria siempre ha atendido a la realidad de su entorno, por lo que es necesario realizar una breve descripción de los periodos por los que transitan los Libros de Historias Clínicas.

Desde la Antigüedad los veterinarios han estado al servicio de la salud animal y humana, y su denominación ha ido cambiando a lo largo de los siglos. Los *Hippiatras* griegos se encargaban específicamente de la atención equina, pasando en época romana a denominarse *Veterinarius* y durante la Edad Media en España aparece el término árabe de *Albéitar* (de origen griego), aunque en la corona de Aragón se usaba el término de *Mariscal*, generalmente más vinculado al entorno militar. Durante el siglo XIX nos encontraremos tres figuras en ejercicio: el profesor veterinario, el maestro albéitar y el maestro herrador (Díez 2019). La Escuela de Veterinaria de Córdoba estuvo regulando la oficialidad de los albéitares hasta el año 1851, siendo D. Andrés Girón Cañasveras el último albéitar del que se tiene constancia en Córdoba, en el 1900 (*Almanaque del Obispado de Córdoba* 1900).

La historia de la Escuela de Veterinaria de Córdoba abarca un periodo de 96 años (1847-1943) que transcurre entre distintos regímenes políticos (monarquía, república, dictadura), entre conflictos bélicos (guerras carlistas, Guerra de Cuba, guerras de Marruecos, Guerra Civil) y es espectadora de la transformación social que conlleva la industrialización. El periodo como Facultad de Veterinaria (1943-actualidad) suponen 80 años que se inician con la postguerra, continua por la dictadura y la transición, aborda la democracia y la adhesión a la Comunidad Económica Europea, la transformación digital y el progreso tecnológico, e iniciando el siglo XXI el cambio de la peseta al euro.

El primer ferrocarril no llegaría hasta el año 1859, que uniría Córdoba y Sevilla en un itinerario de cerca de cinco horas. El tren Córdoba-Madrid no se inauguró hasta el año 1866, por lo que los traslados a la capital se realizaban en diligencia, las postas. El campo está en un periodo de incipiente transición entre las tradiciones agroganaderas y su mecanización, por lo que en los años veinte los équidos aún seguían siendo el principal medio de transporte (carrozas, carretas), pero ocasionalmente ya se entremezclaban con los primeros automóviles *Ford* que transitaban Córdoba.

Las capitales de provincia van progresando a un ritmo más rápido que las zonas rurales, motivo que genera una migración poblacional. Córdoba pasó de tener unos 40.000 habitantes en el año 1847 a 80.000 en los años veinte, llegando a los 145.000 en 1943. Este incremento irá produciendo cambios en la Escuela: progresivamente tendrá más alumnos, los servicios a la sociedad se incrementan y el edificio se quedará pequeño y obsoleto ante la demanda existente.

Iniciando el siglo XX la Escuela ha dejado atrás la albeitería y se llena de ciencia, con profesores que abarcan no sólo distintos aspectos del mundo veterinario sino también de la cultura y de otras disciplinas científicas. La modificación de los requisitos de acceso a la Escuela y la implantación de un plan de estudios avanzado es lo que pone una brecha insalvable e irreversible a los albéitares.

La Escuela, como reflejo de la actividad sociopolítica, pasa por tres etapas diferenciadas. Inicia su andadura como Escuela Subalterna (1847-1871) expidiendo el título de "veterinario de segunda clase", posteriormente pasa a ser Escuela Especial (1871-1927) otorgando el título de "veterinario" y, finalmente, se transforma en Escuela Superior (1927-1943) formando a los nuevos "licenciados en veterinaria" desde 1932. Hasta la Guerra Civil la Escuela estaba en la calle Encarnación Agustina del barrio de san Pedro, en un antiguo convento de la ciudad que con la desamortización pasó a titularidad del Estado. En 1943, ya en un nuevo edificio, es cuando se constituye como Facultad de Veterinaria, siendo la única existente en Andalucía (Medina Blanco/Gómez Castro 1992, Gómez Castro/Agüera Carmona 2002).

La posguerra civil y mundial supuso un periodo de penuria y retroceso que enlenteció enormemente la industrialización agrícola, no siendo hasta los años sesenta cuando se observa un crecimiento paulatino que conlleva la disminución drástica del uso de equinos en el campo y el ascenso progresivo de los animales de compañía, siendo Málaga referente en este sentido gracias principalmente al turismo internacional.

La transición a la democracia y los años ochenta dibujan un escenario social prometedor y lleno de posibilidades que es la antesala de lo que serían a la postre los Hospitales Veterinarios Universitarios que actualmente conocemos, donde ya se impronta la atención separada por especies y la especialización médico-quirúrgica, el caballo llega a ser un referente económico y los pequeños animales un signo de progreso.

El edificio de la Avenida de Medina Azahara, al que se trasladó el profesorado y alumnado tras finalizar la guerra, transitó por diversas vicisitudes; de una construcción de dos plantas con una torre central y con diversos pabellones anexos pasó a ser un proyecto más modesto, tres plantas y menos pabellones. Esa tercera planta, la entrada principal, el vallado exterior y el salón de actos están repletos de simbología que hace referencia a la sabiduría (Priego de Montano 2019). La estrella de David está representada en las tres puertas exteriores de acceso y en el exterior de las aulas de la tercera planta con nueve estrellas por cada una de ellas. El centro de la fachada está presidido por dos columnas que custodian el balcón principal del salón de actos, hoy conocido como Sala Mudéjar, salón que cuenta con una gran estrella de David en el centro de su techo y una cenefa de azulejos que incluye una frase árabe, "no hay más vencedor que Alá", lema del Reino Nazarí de Granada que introdujo su primer emir, Mohamed el Rojo, en el año 1238, y que está profusamente representado en la Alhambra. Finalmente, en la cúspide del centro de la fachada hay un triángulo, símbolo asociado a la divinidad. Los detalles de origen árabe podrían guardar relación con el insigne catedrático D. Rafael Castejón y Martínez de Arizala, gran arabista y Director de la Escuela durante la etapa final constructiva del edificio (1930-1936).

En septiembre de 1997 se realiza un nuevo traslado, en este caso al Campus de Rabanales. Debemos indicar que ese traslado se realizó de forma precipitada, aún sin terminar el nuevo edificio y con deficiencias muy notables para la asistencia clínica. Las instalaciones de gases medicinales no estaban terminadas, los quirófanos no eran operativos, especialmente el de caballos, pues no se había instalado la estructura del polipasto, por lo que se pasó de una estructura obsoleta a una inacabada. Además, aún no se había adquirido el nuevo equipamiento.

Dos promociones de la Facultad sufrieron las consecuencias de esta inadecuada planificación, pues durante dos años la actividad clínica era ocasional y la docencia asistencial se vio mermada. El entusiasmo no faltaba, pero fue prácticamente empezar de cero.

Durante el año 1998 se fueron ejecutando las obras finales, los pliegos de los concursos de equipamiento fueron avanzando y la adquisición del nuevo material y maquinaria no llegaría a completarse hasta un año más tarde. El profesorado tenía el reto por delante de llevar la actividad clínica de la Facultad de Veterinaria al escenario internacional y competitivo del siglo XXI, y así es como el Hospital Clínico Veterinario de la Universidad de Córdoba se convirtió en un centro de formación y referencia veterinarias único en Andalucía.

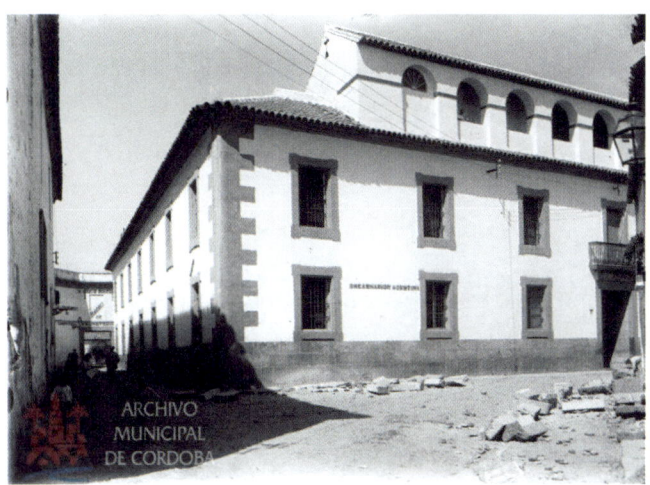

Figura 1: *Primera sede de la Escuela de Veterinaria en el barrio de San Pedro, 1927 (Archivo Municipal de Córdoba).*

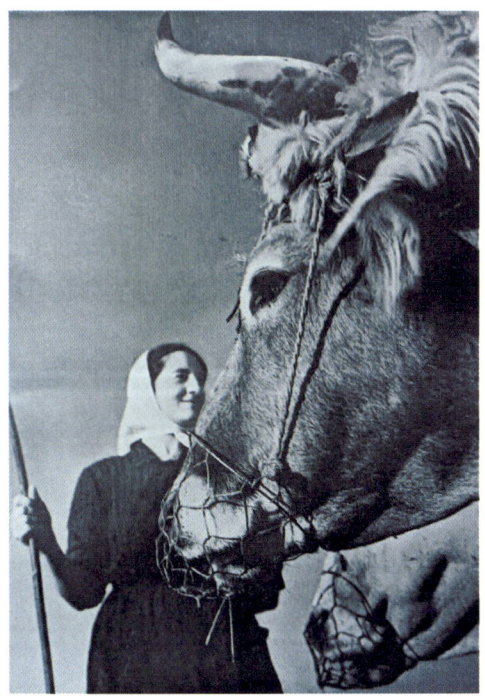

Figura 2: *Portada del N.º 101 de Noticias Neosan, 1960 (Biblioteca-Museo Dpto. Medicina y Cirugía Animal).*

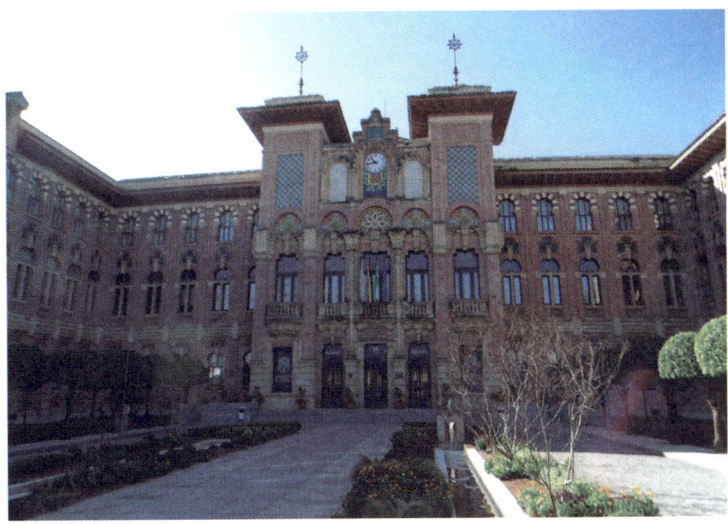

Figura 3*: Segunda sede de la Facultad de Veterinaria en la Avenida de Medina Azahara (Elaboración propia).*

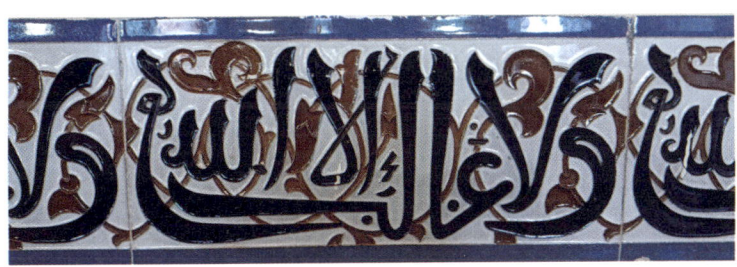

Figura 4: *Azulejo de la Sala Mudéjar del actual Rectorado de la Universidad de Córdoba con la frase "no hay más vencedor que Alá" (Elaboración propia).*

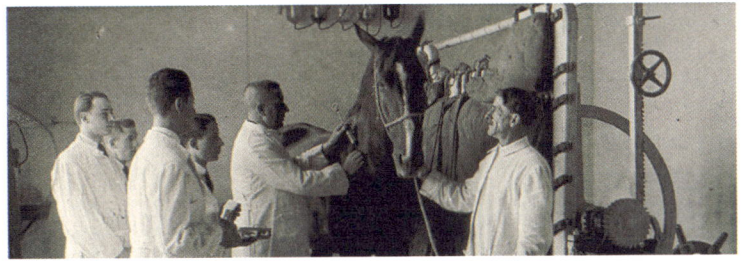

Figura 5: *Atención a un caballo en la Escuela de Veterinaria Córdoba (Archivo de la Facultad de Veterinaria).*

# Clínica de la Escuela en el siglo XIX

Desde su inauguración, en 1847, la Escuela ofreció atención pública al ganado de la región. Entre sus instalaciones clínicas más relevantes se encontraban dos fraguas, una caballeriza para pacientes quirúrgicos, una caballeriza para animales con alteraciones médicas, así como potros de contención para poder sujetar a los animales y disminuir el riesgo de lesiones para el personal de la Escuela. En este periodo aún no se había desarrollado las técnicas y fármacos anestésicos que ya se empleaban con más frecuencia en medicina humana (éter, cloroformo), por lo que los métodos de contención física seguían siendo esenciales cuando se requería un tratamiento doloroso en animales. Los primeros profesores de clínicas y fraguas de la Escuela de Veterinaria durante el siglo XIX fueron ocupados por los catedráticos D. Agustín Villar y González, D. Manuel Carrillo, D. José de Prada y Guillén, D. León de Castro y Espejo, D. Leandro de Blas Rodríguez y por el profesor auxiliar D. Genaro Montoya.

Para este capítulo se han evaluado tres documentos procedentes del Archivo Histórico de la Facultad de Veterinaria de Córdoba, que bien podrían considerarse "incunables", relacionados con la actividad clínica de la Escuela a finales del siglo XIX. Dos de ellos hacen referencia desde 1872 a 1888 de la facturación que se realizaba a los propietarios por el herrado, los días de estancia y por las cirugías practicadas, no contabilizándose el acto de la consulta u otros materiales o medicamentos usados, no haciéndose alusión al concepto de cobro en las anotaciones de los últimos años, 1887 y 1888, hecho que coincide con un cambio en la Dirección de la Escuela. En estos registros únicamente aparece el nombre del propietario, no se describen los pacientes atendidos, salvo que la facturación fuese distinta, siendo la hospitalización de los equinos superior a la de los perros, y en todos los meses aparece la rúbrica del conserje y del director de la Escuela.

El tercer documento, se trata de un libro de casos clínicos que comprende el periodo 1862-1899 pero de forma discontinuada, encontrándose un salto de 1869 a 1899, aparentemente arrancado, así como años incompletos (1869, 1892, 1895 y 1898). Este hecho indica que habría más libros de registro, pero seguramente estarían traspapelados o entremezclados, no pareciendo tener rigurosidad el hecho de relle-nar los casos atendidos, los cuales muy probablemente eran escritos por los propios alumnos, aunque cada página presenta el sello de la Escuela, pero sin la rúbrica de la dirección. En él se anotaba el propietario, ocasionalmente su domicilio, la medida de la alzada en cuartas hasta 1869 (Unidades Antropométricas) o en centímetros desde 1889 (Sistema Métrico Decimal de 1880), su sexo, edad, temperamento (sanguíneo, linfático, nervioso), su destino (carga, tiro, silla, recreo), el motivo por el que acudía a consulta y escuetamente los tratamientos realizados o recomendados; perdiéndose esta cadencia desde 1895, no anotándose en los últimos años ni la enfermedad ni el tratamiento. Se tratan de registros de historias clínicas sin epígrafes de imprenta, y cada caso era individualmente rellenado a pluma, seguramente una vez visto cada animal.

Debemos señalar que durante este periodo la ciudad experimentó un notable cre-cimiento económico de la mano, en parte, de las líneas férreas que la unirían con Sevilla, Madrid y Málaga, convirtiéndose en un verdadero cruce de caminos comer-ciales, lo que llevó a la expansión de la ciudad a extramuros (se derribaron parte de los lienzos y algunas puertas de la antigua muralla) y a un aumento significativo de la demografía, si bien seguía siendo la agricultura y la ganadería el principal sector de empleo y riqueza (López Serrano 2011).

Los datos globales de casuística contando los tres documentos arrojan un total de 5.152 animales con una edad comprendida entre los 2 meses y los 25 años, de los cuales 1059 se refiere a casos clínicos, 3.391 a casos de herrado y 702 a animales hos-pitalizados, lo que reporta una actividad mensual media de 71,1 (42-103) pacientes, 19,7 (6-63) herrados y 4,1 (0-12) ingresos. A pesar de estos datos de incidencia clí-nica, la Escuela publicaba anuncios en la prensa local para adquirir "animales inútiles para el trabajo" con la finalidad de destinarlos a las enseñanzas prácticas (La República Federal, 23 de marzo de 1873).

Respecto al libro de casos clínicos, casi la totalidad de los animales atendidos fueron equinos, con predominio de burros y mulos (65,1%) frente al de caballos (27,1%), siendo ocasional la atención al perro (7,4%) y anecdótica en otras especies (un gato, una cabra y dos vacas). Respecto al perro se observa un ligero incremento de casos clínicos a partir de 1885, llegando a ser atendidos más de 10 individuos finalizando el siglo; el primer y único gato registrado es del año 1897. Actualmente estos datos son drásticamente opuestos, siendo los perros y los gatos lo animales mayoritariamente atendidos en el Hospital Clínico Veterinario de la Universidad de Córdoba, frente a una escasa atención a equinos, reflejo sin duda de las sociedades de cada época, de un escenario rural escasamente mecanizado a un marco urbano y una sociedad industrializada en el que ya no se requiere el uso mayoritario de la fuerza de los equinos.

En ningún caso se refiere la raza en los caballos, tan sólo en un paciente dedicado al deporte se menciona que era de "raza normanda". Respecto a la capa destaca la rucia en el caso de los burros (31, 5%), así como la capa castaña (33,1%) y negra (19,0%) en caballos y mulos, teniendo cierta presencia los caballos e híbridos tordos (8,8%), siendo simbólica la descripción de otras capas (alazán, bayo, pio). Variaciones de las capas estándares las tenemos representadas de forma esporádica con la flor de romero, platero, piel de rata, flor de lino, rosillo, perlina, melocotón, cenizo, ruano o azúcar y canela. Debe tenerse en cuenta que razas actualmente muy difundidas como el Pura Raza Español o el Pura Sangre Inglés no existían como tales en el siglo XIX, la invasión francesa y la desamortización estuvieron a punto de acabar con la raza española, la cual fue desarrollada en el Depósito de Sementales y en la yeguada militar de Moratalla de Córdoba durante la segunda mitad del siglo XIX, retomándose la Cédula Real de Felipe II de 1567 en la que se asignó a las Caballerizas Reales de Córdoba el objetivo de regenerar las estirpe de caballos españoles (Ministerio de Defensa 2015).

En el caso de los equinos su destino principal era la carga (62,4%), seguido del tiro ligero o pesado (16,2%), estando dedicados a la silla tan solo el 12.8% de los animales atendidos y en sólo dos casos se describe el uso deportivo de caballos.

Respecto a los perros su destino fundamental fue la cacería, de guarda o de recreo que en alguna descripción aparece como "perro faldero" o "para el disfrute de su dueño", destacando, cuando se indica, la raza podenca y pachón, seguidos de perros de agua, galgos y mastines, aunque también se describe un terranova y un gran danés. Es destacable que en estos años ya aparecían en prensa anuncios sobre la pérdida de animales, incluidas mascotas, que generalmente contaban con una gratificación para la persona que los encontrase (*Diario de Córdoba de comercio, industria, administración, noticias y avisos*. Año décimo, Número 2572 - 1859 marzo 25).

El nombre dado a cada paciente, sin que sea una constante, empieza a ser incluido en 1885, destacando que muchos de esos animales carecían de apodo pues es más frecuente encontrar "sin nombre" que un nombre concreto. De estos destaca "Platero" en el caso de los burros, y con cierta frecuencia se usa "Careto", "Chica",

"Leona", "Lucero" o "Palomo", de entre los más de 40 nombres apuntados en las reseñas clínicas.

La procedencia de los animales atendidos es anotada desde 1889, lo que nos aporta la zona de influencia de la Escuela, que amén de la capital incluye prácticamente a la totalidad de los pueblos de la provincia, tanto de la sierra como de la campiña, si bien también son atendidos pacientes procedentes de Jaén, Sevilla, Badajoz, Salamanca y Teruel, si bien estos últimos obedecerían a forasteros que requerían alguna atención de sus caballerías durante sus viajes y que pernoctarían seguramente en las numerosas posadas que salpicaban la ciudad.

En la totalidad de los casos clínicos se registraba el nombre del propietario de cada paciente, siendo el 96,3% hombres y el 3,7% mujeres. Hay que destacar que entre los hombres se consignó en 15 casos que la persona que presentaba el animal era "el criado" de familias de la nobleza o burguesía. Algunas calles de Córdoba ostentan el nombre de alguno de estos nobles, como el Conde del Robledo o el Conde de Torres Cabrera, entre otros, así como se mantienen algunas de sus casas señoriales, como la del Marqués de Boil (Calle Gondomar) o de Villaverde (plaza de los Aguayos), amén que algunos de ellos alcanzaron puestos de relevancia en la política local y nacional, como es el caso del Conde de Casillas de Velasco como Gobernador Militar de Córdoba o el Marqués de la Vega de Armijo que desempeñó el cargo de Presidente del Congreso durante el reinado de Alfonso XIII.

La lista de propietarios con títulos nobiliarios es amplia, lo que denota el alto reconocimiento social y profesional de los profesores de la Escuela. Del resto de propietarios se ha conseguido obtener cierta información, especialmente cuando ostentaban nombres o apellidos no comunes, de la Biblioteca Virtual de Prensa Histórica (Ministerio de Cultura); aunque no es posible la identificación de todos ellos, sí tenemos una muestra representativa de los oficios de aquella época, entre los que destacan ganaderos, taberneros, piconeros, actores y cantantes, tenderos, médicos, boticarios. De todos ellos podemos destacar al torero "Guerrita" o la piconera "La Vinagra", que dan actualmente nombre a calles cordobesas.

Así mismo, la Escuela atendía a los animales de diversas instituciones eclesiásticas y civiles. De esta forma está descrita la atención de animales procedentes del Obispado y de la Iglesia de Santa Cruz, del Hospital Jesús Nazareno y del Hospital de Crónicos, así como del Asilo de Mendicidad. La mayoría de los animales procedentes del Ayuntamiento eran perros con sospecha de rabia, que por "Orden de la Alcaldía" debían ser observados en las instalaciones de la Escuela.

Las afecciones del sistema musculoesquelético y de los cascos son las más frecuentes en los equinos con un 48,5% de incidencia, siendo los sobrehuesos, cojeras, esguinces, vejigas o esparaván las más frecuentes. Las heridas, en las que se incluyen heridas simples, heridas contusas y heridas de "mal carácter" infectadas, suponen el 16,8% de los casos, seguido de las enfermedades sistémicas con una presencia del 12,6%, entre las que se incluyen los casos de cólico, inapetencia, anorexia, tétanos o muermo. El resto de las afecciones (respiratorias, tumorales y oculares) aporta un reparto regular, siendo las afecciones del sistema nervioso central las menos registradas.

En el caso del perro las afecciones sistémicas son las más frecuentes, seguidas de las del aparato reproductor, siendo la sospecha de rabia y la extirpación de pólipos vaginales las más destacadas.

En los documentos de herrado es donde se reflejan los cobros efectuados a los clientes, denotándose la inexistencia de aumento o disminución de los precios de las herraduras y de los días de estancia de equinos, que serán los mismos durante todo el periodo estudiado, de 1872 a 1888.

Los conceptos de cobro variable se refieren especialmente a las cauterizaciones y a las intervenciones quirúrgicas, las cuales estimamos que oscilaban en función de la gravedad o extensión de la lesión. Los días de estancia de los perros posiblemente eran diferentes según las enfermedades que presentaban, siendo por sospecha de rabia el cobro más alto de hospitalización, el cual era abonado por el Ayuntamiento.

A continuación, se describen los tratamientos usados con mayor frecuencia en los pacientes durante el periodo 1862-1899, que fueron reflejados en 639 casos y en los que se aprecian las preferencias de los distintos profesores en la selección de los productos para los tratamientos de las enfermedades. En este periodo no hemos encontrado ninguna referencia al uso de la anestesia general, aunque sí sustancias con efectos antiálgicos como el láudano, cicuta y adormidera, así como la administración de éter por vía oral a una mula castaña de 16 años que padecía indigestión intestinal en 1862. Básicamente, los tratamientos eran los mismos que los empleados por los albéitares de la época, en la que la veterinaria comenzaba a llenarse de ciencia.

– La unción fuerte, según la literatura de la época, se refiere a una mezcla de sustancias (polvo de cantáridas, cera amarilla, aceite de carralejas, aceite de oliva) (Sanidad Militar 1907, García Cabero 1841) que tendrían propiedades revulsivas y antinflamatorias, pues es especialmente usada en 82 casos de afecciones musculoesqueléticas (sobrehuesos, exóstosis, esguinces, luxación, tendinitis), aunque también es aplicada a algunas tumoraciones y en afecciones respiratorias aplicada exteriormente en las "fauces".

– El digestivo animado (trementina, yemas de huevo, aceite de hipericón, estoraque líquido) (Heras Mendaza 2010) era un compuesto cicatrizante que fue empleado en 82 animales, mayoritariamente en heridas limpias o en "heridas de mal carácter" una vez extirpados los "tejidos mortificados" o intervenidas "por el punto más declive" para favorecer la "salida de pus".

– El cauterio es empleado de distintas formas en 62 pacientes según las afecciones a tratar (Sainz y Rozas 1885), generalmente en rayas en problemas neuromusculares, "esguince" o "debilidad" de espalda y cadera; y en puntos finos penetrantes en el caso de exóstosis (esparaván, sobrehuesos) y en tendinitis. La acción de "foguear" se aplicaba a las heridas supuradas y fístulas después de realizar la eliminación de los tejidos afectados.

– El aguardiente era aplicado localmente en fricciones o irrigaciones junto con aguarrás en problemas neuromusculares (debilidad escapulohumeral o coxofemoral, esguince de menudillo), en heridas infectadas y en problemas de cascos (puntura, escarza), en 72 casos. Destaca su uso, junto a otros remedios (flor de sauco), en los casos de enfermedad ocular (oftalmia, blefaritis, heridas, pajazo y opacidad corneal).

– La pomada de biyoduro o dentoyoduro de mercurio es ocasionalmente empleada también en problemas articulares (agrión, codillera, artritis) en exóstosis y en tendinitis, en 37 casos. En algunos casos la pomada es aplicada después del tratamiento con otras sustancias (unción fuerte, ungüento de cantáridas).

– En 29 animales la tintura realizada a partir de coleópteros, denominada ungüento de cantáridas (polvo de cantáridas, ungüento de colofonia), era empleada también mayoritariamente en problemas neuromusculares (esguinces, exóstosis, artritis, lupia), pero destaca su uso exterior en las "fauces" en los casos de laringitis y faringitis.

El siglo XX propició desde sus inicios tratamientos más selectivos gracias al aislamiento de los principios activos o alcaloides, así como a la implantación generalizada de la medicación endovenosa e intramuscular, que resultarían en las primeras tendencias anestésicas que se desarrollarán a lo largo del presente manuscrito.

Tabla 1: *Propietarios con títulos nobiliarios*

| Título nobiliario | Titular |
|---|---|
| Duque de Almodóvar | D. Juan M Sánchez y Gutiérrez de Castro |
| Duque de Hornachuelos | D. José Ramón de Hoces y González de Canales |
| Marquesa de Benamejí | Dña. M.ª del Carmen García de Bernuy |
| Marqués de Boil | D. Francisco de Arróspide y Marimón |
| Marqués de Cabriñana | D. Ignacio M.ª Martínez de Argote y Salgado |
| Marqués de la Corte | D. Juan Antonio de la Corte y Ruano |
| Marqués de las Escalonias | D. Manuel Gutiérrez de los Ríos y Pareja-Obregón |
| Marqués de Gelo | D. Fernando Nieulant y Villanueva |
| Marqués de Montesión | D. Francisco Gamero-Cívico y Benjumea |
| Marqués de Santa Cruz | D. Pedro de Hoces y Losada |
| Marqués de Senda Blanca | D. Rafael Castillo de Albornoz y Gutiérrez Salamanca |
| Marqués de Valdeflores | D. Antonio Rubio Velázquez de Velasco |
| Marqués de la Vega de Armijo | D. Antonio Aguilar y Correa |
| Marqués de Villaverde | D. Mariano Aguayo Fernández de Mesa |
| Conde de Casa Segovia | D. Gonzalo Segovia y García Urbano |
| Conde de Casillas de Velasco | D. José Olivares Ortega |
| Conde de Cañete de las Torres | D. Antonio López Zapata |
| Conde del Robledo | D. Rafael de la Bastida y Herrera |
| Conde de San Bernardo | D. Manuel Mariátegui y Vinyals |
| Conde de Torres Cabrera | D. Ricardo Martel y Fernández de Córdoba |
| Condesa de Zamora | Dña. Francisca del Castillo de León y Aguilar Tablada |
| Vizconde de San Germán | D. Emilio Colomer y Ramírez de Arellano |
| Barón de San Calixto | D. Enrique Gadeo Cívico |

Tabla 2: *Conceptos de cobro durante el periodo 1872-1888*

| Concepto | Pesetas |
|---|---|
| Herradura, unidad | 1,25 |
| Día estancia equino | 1,75 |
| Día estancia perro | 0,60-1,25 |
| Una cauterización | 1,25-5,0 |
| Una operación | 1,5-12,0 |
| Dos cauterizaciones | 5,0-7,0 |
| Tres cauterizaciones | 9,5 |
| Estancia 30 días (sospecha de rabia) | 92,5 |
| Reducción de una hernia | 20,0 |
| Castración y cauterización | 20,0 |

Tabla 3: *Tratamientos más frecuentes*

| Tratamiento | Indicaciones | N.º de casos |
|---|---|---|
| Unción fuerte | Antiinflamatorio | 82 |
| Digestivo animado | Cicatrizante | 82 |
| Cauterios y fuego | Cirugía | 62 |
| Aguardiente | Fisioterapia, desinfectante | 44 |
| Dentoyoduro de mercurio | Antiinflamatorio | 37 |
| Ungüento de cantáridas | Antiinflamatorio | 29 |
| Aguarrás | Fisioterapia, desinfectante | 28 |

Tabla 4: *Otros remedios empleados*

| Tratamiento | | Indicaciones |
|---|---|---|
| Cataplasmas y cocimientos | Cicuta | Cojeras, contusiones, tendinitis, esquince |
| | Cicuta y adormidera | Exóstosis |
| | Cicuta y malva | Tendinitis, contusiones |
| | Polvo de mostaza (sinapismo) | Pulmonía, faringitis |
| | Flor de sauco y láudano | Oftalmia |
| | Manzanilla y láudano | Indigestión |
| | Manzanilla y éter | Indigestión |
| | Linaza | Sobrehueso |
| Otros | Sangría (del paladar) | Pulmonía, anorexia, oftalmia, tétanos, hervor de sangre |
| | Piedra Lápiz en vinagre | Problemas de ranilla, cascos |
| | Pomada antiescabiosa | Sarna, herpes |
| | Fumigaciones de incienso | Laringitis, catarros, rinitis |
| | Sanguijuelas | Conjuntivitis y blefaritis intensa |

**INTERESANTE.**

En la escuela de Veterinaria de esta ciudad se compran animales inútiles para el trabajo, y con aplicacion á las enseñanzas prácticas de diferentes asignaturas. Horas de ajuste desde las diez de la mañana hasta la una de la tarde.

Figura 6: *Anuncio en prensa de la Escuela de 1873 para la adquisición de animales (La República Federal, 23 de marzo de 1873), (Biblioteca Virtual de Prensa Histórica, Ministerio de Cultura).*

—PERDIDA. En la tarde del 2 del corriente se estravió una galga de cuatro meses con una lista blanca en el pecho. La persona que se la haya encontrado se servirá entregarla en casa de don José Cisneros y recibirá una gratificacion. 2 4—2

—PERDIDA. El dia 20 del corriente se ha estraviado de la casa-horno de pan cocer nombrado del Duende, un borrego blanco ya esquilado y tambien castrado; se ruega á la persona que sepa su paradero se sirva avisará dicho horno, donde le darán gratificacion. 4—3

—PERDIDA. En la noche del dia 21 del corriente mes se perdió en la calle de Carnecerias de esta Ciudad, una perra cachorra, perdiguera, blanca con manchas canelas y de color de tierra. La persona que se la haya encontrado puede presentarse en la redaccion de este periódico donde se le dará una gratificacion. 4—3

Figura 7: *Anuncios de animales perdidos (Diario de Córdoba de comercio, industria, administración, noticias y avisos. Año décimo, número 2572, 25 de marzo 1859), (Biblioteca Virtual de Prensa Histórica, Ministerio de Cultura).*

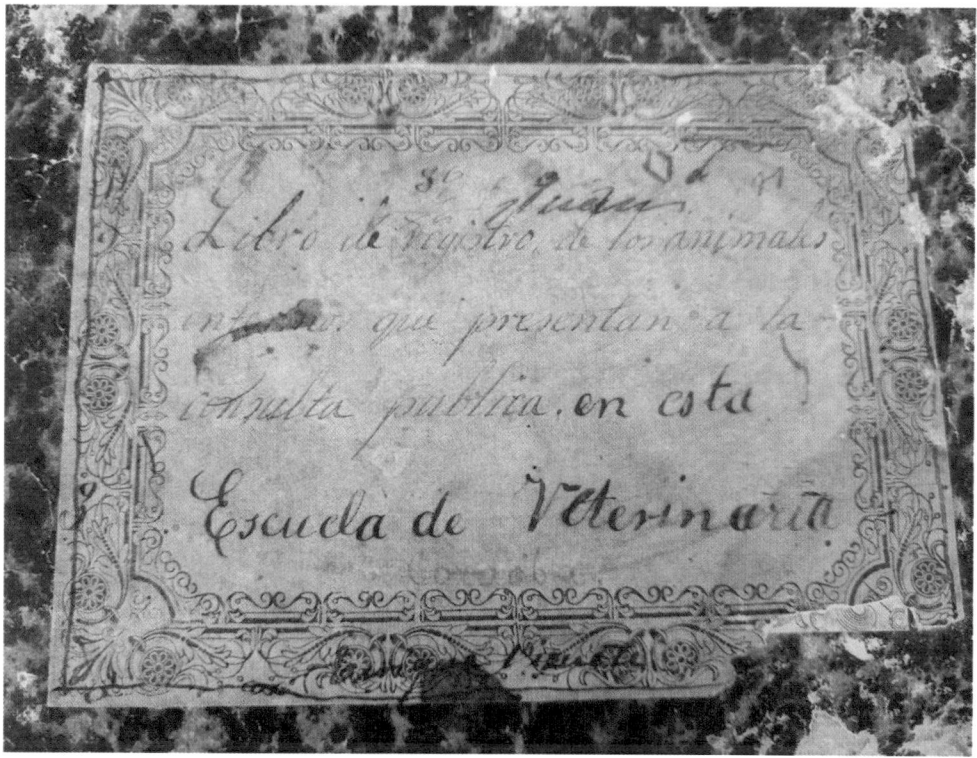

Figura 8: *"Libro de registro de los animales enfermos que presentan a la consulta pública de esta Escuela de Veterinaria" (Libro de registros clínicos de 1862).*

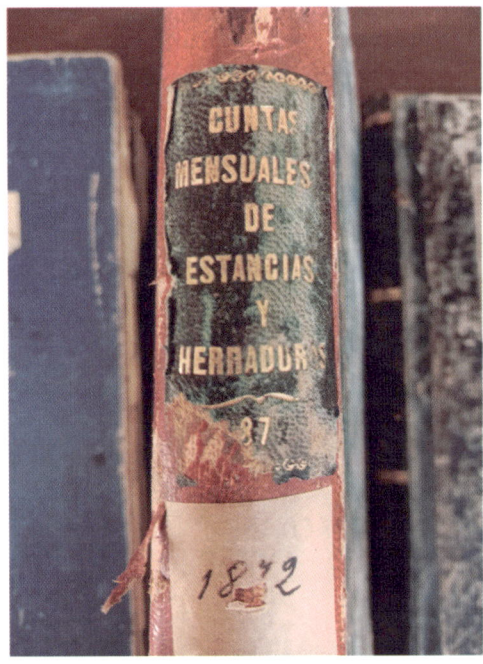

Figura 9: *Libro de registro económico sobre estancias y herraduras, 1872.*

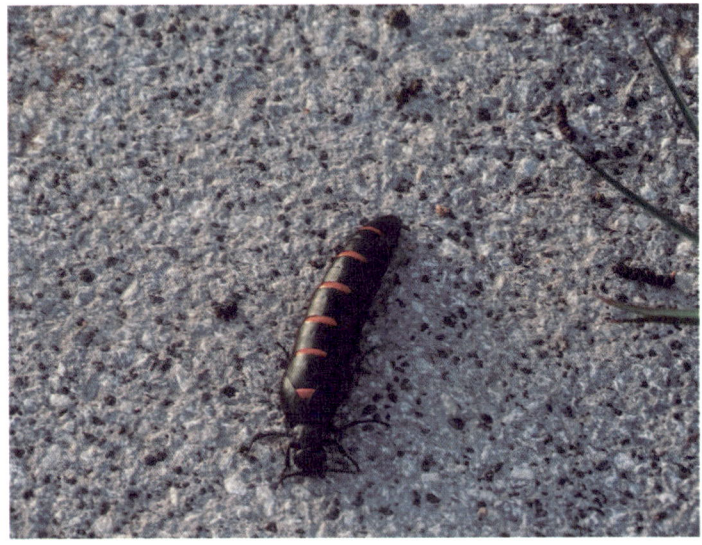

Figura 10: *Ejemplo de cantárida, también llamadas vinagreras o carralejas,*
*coleópteros de la familia Meloidae (Fuente: elaboración propia).*

# El profesorado de cirugía

Las distintas figuras de profesorado universitario fueron cambiando a lo largo del siglo XX. Las plazas de Catedrático y de Auxiliar Numerario (Profesor Adjunto en los años cuarenta) eran las más estables y podían compartir su actividad académica con otros trabajos dado lo escueto de sus retribuciones, cuestión que se modificó en los años sesenta con la dedicación exclusiva y la mejora de los salarios. Los Ayudantes de Clases Prácticas pasaron de no estar retribuidos a tener una compensación muy simbólica en los años cuarenta. Estas figuras se irán transformando en los años ochenta a las plazas de Ayudante, Profesor Titular y Catedrático, incorporando a profesionales externos de prestigio como Profesor Asociado (ley de Reforma Universitaria, 1983), agregándose actualmente plazas de contratación indefinida como Profesor Permanente Laboral (Ley Orgánica del Sistema Universitario, 2023), que viene a sustituir la figura de Profesor Contratado Doctor (Ley Orgánica de Universidades, 2001).

Como se ha comentado, los primeros destinos de clínicas y fraguas de la Escuela de Veterinaria durante el siglo XIX fueron ocupados por los catedráticos D. Agustín Villar y González, D. Manuel Carrillo, D. José de Prada y Guillén, D. León de Castro y Espejo, D. Leandro de Blas Rodríguez y por el profesor auxiliar D. Genaro Montoya. En esta época, aunque estaban habilitadas caballerizas para clínica médica y quirúrgica, no había aún una dedicación específica del profesorado a medicina o cirugía y los casos atendidos eran anotados en un libro común de registro, existiendo otros ejemplares referidos a herrado; siendo en la dos fraguas existentes en las que, amén de confeccionar herraduras y planchuelas terapéuticas, se preparaban los cauterios para su aplicación en rayas o en puntos finos penetrantes en distintas patologías musculoesqueléticas.

Iniciando el siglo XX se evidencia una diferenciación más manifiesta entre la Clínica Médica y la Clínica Quirúrgica, y es cuando se incorporan prestigiosos profesores de cirugía. D. José Herrera Sánchez inicia su actividad en la Escuela como oficial de fragua, para pasar en 1908 a ocupar la Cátedra de Operaciones, Apósitos y Vendajes, Obstetricia, Herrado y Forjado. Hasta su muerte, acaecida en activo en el año 1933, gracias a su dedicación clínica es cuando la Escuela alcanza gran reconocimiento y prestigio, ocupando cargos de relevancia en el Colegio de Veterinarios de Córdoba desde 1922 hasta su fallecimiento (Ilustre Colegio Oficial de Veterinarios de Córdoba 2016). En ese momento, D. Isidoro García Escribano es nombrado profesor de Patología Quirúrgica, Cirugía y Podología, aunque ya era auxiliar desde 1915, que gozaba de una reputada experiencia por sus aciertos clínicos en équidos, especialmente en las castraciones. Junto a ellos, desde 1904, resalta la labor de D. Rafael Ortiz Redondo como profesor auxiliar numerario de Podología, que también fue vocal del Colegio de Veterinarios (1922, 1932) y Jefe de los Veterinarios Municipales de Córdoba. José Herrera guardaba gran relación con la vida cordobesa de la época como demuestra la tarjeta de pésame remitida por la muerte del afamado pintor cordobés D. Julio Romero de Torres (Archivo Municipal de Córdoba) y las noticias en la prensa local sobre su enfermedad y triste fallecimiento. D. Isidoro y D. Rafael estuvieron en activo hasta los años cincuenta.

Tras la Guerra Civil, el impulsor indiscutible de la actividad quirúrgica, ya en la Facultad de Veterinaria de la Avenida de Medina Azahara, fue D. Francisco Santisteban García. D. Francisco Santisteban será un referente de la cirugía veterinaria española en équidos y en toro bravo, así como un docente de prestigio para estudiantes y graduados, llegando a ocupar el cargo de decano en el periodo 1973-1977 y de presidente del Colegio Oficial de Veterinarios de Córdoba desde 1971 a 1977. El actual edificio del Campus de Rabanales que engloba al Hospital Clínico Veterinario y al Departamento de Medicina y Cirugía Animal lleva su nombre, edificio "Francisco Santisteban", pues dejó una huella veterinaria y universitaria imborrable.

Los Libros de Historias Clínicas conservan la escritura original de D. José Herrera, de D. Isidoro García y de D. Francisco Santisteban, así como diferentes notas y documentos clínicos referidos a su quehacer profesional.

En los años sesenta se incorporan a la Cátedra de Cirugía D. Rogelio Massa Parodi, que desarrolló su actividad principalmente en radiología, y D. José Sanz Parejo, prestigioso cirujano y obstetra equino a nivel internacional, que ocuparía en 1982 la Cátedra de Reproducción y Obstetricia, y fue el primer Director de la Yeguada de la Cartuja-Hierro del Bocado. Debemos destacar también la dedicación de D. Francisco Jordano Barea a la clínica quirúrgica durante los años sesenta y setenta como profesor agregado, compaginándola con su destino como Inspector Municipal y Veterinario Titular de Fernán Núñez.

En los años setenta se incorpora Dña. Inmaculada Ávila Jurado, cirujana de gran destreza que impulsará de forma especial la cirugía de pequeños animales; y Dña. Cristina Riber Pérez, con intensa dedicación a la ecografía y medicina deportiva equina, que promovió junto a D. Francisco Castejón Montijano, Catedrático de Fisiología, el actual CEMEDE (Centro de Medicina Deportiva Equina del Hospital Clínico Veterinario de la Universidad de Córdoba). Dña. Inmaculada Ávila fue la primera catedrática de la Facultad de Veterinaria de Córdoba, la primera catedrática de cirugía veterinaria de España y fue la primera mujer en desempeñar la dirección del Departamento de Patología Clínica Veterinaria (actualmente Departamento de Medicina y Cirugía Animal).

D. José M.ª Santisteban Valenzuela ingresa en la década de los ochenta desarrollando una gran actividad quirúrgica especialmente en équidos, tanto en cirugía programada como de urgencias, potenciando la cirugía láser y endoscópica. D. Rafael J. Gómez Villamandos se incorpora en 1990 con una beca de investigación sobre laserterapia y cirugía, pero desde 1993 iniciará una mayoritaria dedicación a la anestesiología. Finalmente, D. Indalecio Ruiz Calatrava, también inicia su actividad en los años noventa dirigida a potenciar la clínica ambulante, preferentemente la referida a vacuno y équidos. Así mismo, D. José M.ª Molleda Carbonell y Dña. Eva M.ª Martín Suárez, profesores de Patología Médica, desarrollarán una importante labor de especialización médico-quirúrgica en oftalmología durante la última década del siglo XX incorporando técnicas de cirugía ocular de última generación.

La anestesiología irá adquiriendo paulatinamente una mayor dedicación clínica e investigadora durante los años noventa llegando a obtener tres becarios de investigación (D. José I. Redondo García, D. Juan M. Domínguez Pérez, Dña. Margarita E. Galka), a defenderse siete tesinas de licenciatura y una tesis doctoral en menos de siete años, abarcando estudios en pequeños animales, en caballos y en animales de zoo y de vida libre; con siete publicaciones de alto impacto internacional, una veintena de artículos en revistas nacionales y más de sesenta comunicaciones en congresos finalizando el siglo XX. Trabajos pioneros con altas cotas de referencia y que son presentados por primera vez en los principales congresos de referencia a nivel mundial (Canadá, Estados Unidos, Grecia, Francia, Suiza). No en vano, en 2007, el grupo de anestesia y cirugía recibe el "Premio de Transferencia Universidad-Empresa" otorgado por el Consejo Social de la Universidad de Córdoba, en reconocimiento a una trayectoria de investigación, divulgación y colaboración empresarial.

La denominación de las asignaturas impartidas por el profesorado de cirugía irá cambiando según avanza el siglo XX y la ciencia, sucediéndose numerosos cambios en los planes de estudio de la Facultad. Los contenidos de anestesia formaban parte de las disciplinas de patología quirúrgica y cirugía hasta los años noventa, diferenciándose como materia independiente a partir de 1998, pues la anestesiología no abarca exclusivamente las operaciones quirúrgicas, sino también a todos los procedimientos diagnósticos o terapéuticos que requieran el uso de sedantes o anestésicos, siendo una especialidad transversal en un Hospital Clínico Veterinario.

Desde el inicio de la actividad clínica de la Escuela se establece la figura de "alumnos pensionados", que eran estudiantes asignadas a un destino concreto de la institución, e iban rotando por esos puestos. Estos estudiantes gozaban de una compensación económica y el número de plazas fue ampliado por la Escuela a seis, pues la dotación económica establecida era sólo para cuatro. Los destinos rotatorios serán: Laboratorios, Clínica, Botiquín, Gabinetes, Biblioteca y Fragua (Infante 1948). En el libro de 1919 nos encontramos en esa distribución de ocupaciones al alumno D. Félix Infante Luengo, a la postre catedrático de Patología General y Especial de la Escuela.

Tras la Guerra Civil se mantiene la selección de alumnos internos, dejan de estar pensionados y son adscritos a las cátedras, de forma que ahí comienza la tradición de los alumnos internos de cirugía y de médica, expandiéndose en los años setenta a reproducción cuando la cátedra de Cirugía y Reproducción se divide en dos. En el nuevo edificio, en la Avenida de Medina Azahara, se habilitaron unas zonas de dormitorio y baño con las que se inició la presencia 24 horas de estudiantes en la atención continuada de los animales hospitalizados, tal y como hoy se desarrolla en el Hospital Clínico Veterinario.

A finales de los años ochenta se inicia una actividad extraacadémica entre estudiantes y profesores, que con el tiempo pasó a denominarse "el perol de cirugía". Se trataba de una convivencia lúdica con los nuevos alumnos internos de cada promoción y que se solía celebrar durante los primeros meses del curso académico. Unas veces en la propia Facultad, otras en el campo y en ocasiones en domicilios particulares se trata de una tradición que aún hoy se mantiene en la Unidad Docente de Cirugía y Anestesia.

Estos alumnos, actualmente bajo la denominación de "Alumno Colaborador", se iban integrando a toda la actividad que realizaba el profesorado, no solamente a la asistencia clínica programada y de urgencias, sino también a la labor experimental y científica, así como a la dedicación en la formación de posgrado (cursos, talleres, congresos).

El resto del alumnado realizaba las prácticas clínicas de cirugía repartido durante todo el curso académico, siendo asignado cada estudiante a casos clínicos determinados para su documentación y seguimiento, amén de asistir a la actividad que se realizase durante sus semanas de prácticas. Por regla general, desde los años cuarenta, la asignación de casos se registraba en los Libros de Historias Clínicas. En la esquina superior izquierda de cada caso clínico se anotaba el estudiante asignado a cada caso, siendo ellos los responsables habitualmente de rellenar la historia clínica bajo la supervisión del profesorado. De ahí que encontremos los datos de estudiantes que posteriormente fueron grandes veterinarios clínicos o profesores de la Facultad, como es el caso de D. Rafael Vivo (Catedrático de Fisiología), D. Cristóbal Becerra (Profesor Titular de Enfermedades Parasitarias), Dña. Rocío López (Profesora Titular de Médica) o de D. José Carlos Gómez Villamandos, Catedrático de Anatomía Patológica, a la postre rector de la Universidad de Córdoba (2014-2022) y Consejero de Universidades de la Junta de Andalucía (2022-actualidad).

Actualmente el Hospital Clínico Veterinario mantiene una oferta de plazas de internado de doce meses para estudiantes de 4º y 5º curso, amén de programas específicos para graduados (Internado Generalista, Internado de Especialidad), siendo más de un centenar de alumnos los que disfrutan anualmente de esta formación 24 horas de inmersión profesional clínica.

El número de alumnos adscritos a una cátedra o departamento ha ido variando en función del número de estudiantes matriculados en la Facultad. De 1847 a 1940 el número de alumnos inscritos en cuarto curso rara vez excedió de la treintena, aumentando progresivamente desde los años setenta hasta los 150 alumnos que actualmente se matriculan de las asignaturas clínicas. La gestión de su actividad es indudablemente más laboriosa, pero hoy la oferta asistencial es ostensiblemente superior, con un mayor número de especialidades y una casuística acorde a su formación, estableciéndose rotaciones y prestaciones por las distintas especialidades y servicios de pequeños y grandes animales.

Finalizar este apartado reconociendo el apoyo inestimable del personal de administración y servicios que desempeñó su labor durante el periodo estudiado en cuadras, clínica, quirófano y secretaría: D. Antonio Huertos García, D. José M.ª Molero Soto, D. Salvador Montaño Pérez, Dña. Luisa Gómez Jordano, Dña. Antonia Fernández Claudel, Dña. Encarnación García Verdugo, Dña. Trinidad Mengual Benito.

Tabla 5: *Profesorado de cirugía durante el siglo XIX y XX*

| Profesores | Categoría | Destino | Periodo activo |
|---|---|---|---|
| D. Agustín Villar y González | Catedrático | Clínicas y herrado | 1848-1886 (jubilación) |
| D. Genaro Montoya | Profesor | Fragua | 1848-1856 (enfermedad) |
| D. Manuel Carrillo | Catedrático | Clínicas | 1849-1857 (fallece) |
| D. José de Prada y Guillén | Catedrático | Clínicas | 1850-1967 (fallece) |
| D. León de Castro y Espejo | Catedrático | Operaciones y vendajes | 1867-1884 (fallece) |
| D. Leandro de Blas y Rodríguez | Catedrático | Operaciones y vendajes | 1884-1906 (traslado) |
| D. José Herrera Sánchez | Catedrático | Cirugía | 1902-1933 (fallece) |
| D. Rafael Ortiz Redondo | Profesor | Podología | 1904-1950 (jubilación) |
| D. Isidoro García Escribano | Profesor | Cirugía | 1915-1952 (jubilación) |
| D. Francisco Santisteban García | Catedrático | Cirugía | 1944-1987 (jubilación) |
| D. Rogelio Massa Parodi | Profesor | Cirugía, Radiología | 1971-1992 (jubilación) |
| Dña. Inmaculada Ávila Jurado | Catedrática | Cirugía | 1976-2002 (fallece) |
| Dña. Cristina Riber Pérez | Catedrática | Cirugía | 1977-actualidad |
| D. José M.ª Santisteban Valenzuela | Catedrático | Cirugía | 1987-actualidad |
| D. Rafael J. Gómez Villamandos | Catedrático | Cirugía, Anestesia | 1990-actualidad |
| D. Indalecio Ruiz Calatrava | Prof. Contr. Dr. | Cirugía, Clínica ambulante | 1993-actualidad |

Tabla 6: *Asignaturas adscritas a la cátedra de cirugía*
*(actualmente Unidad de Cirugía y Anestesia) desde el siglo XIX*

| Asignaturas | Escuela | Curso | Periodo |
|---|---|---|---|
| Operaciones, vendajes y arte de herrar | Subalterna | 3º | 1847-1857 |
| Patología quirúrgica, herrado y forjado, Operaciones y vendajes. Clínica quirúrgica. | Subalterna | 4º | 1857-1871 |
| Operaciones, Obstetricia, Herrado y Forjado. Clínica quirúrgica. | Especial | 4º | 1871-1931 |
| Patología Quirúrgica, Patología especial, Cirugía, Obstetricia | Superior | 4º | 1931-1943 |
| Patología quirúrgica, Terapéutica quirúrgica. | Facultad | 4º | 1944-1953 |
| Patología quirúrgica, Cirugía y Podología. | Facultad | 5º | 1953-1967 |
| Patología quirúrgica y Cirugía | Facultad | 4º | 1967-1973 |
| Patología quirúrgica I, Patología quirúrgica II | Facultad | 4º y 5º | 1973-1996 |
| Patología quirúrgica general, Patología quirúrgica especial | Facultad | 4º y 5º | 1996-1998 |
| Patología quirúrgica, Anestesiología especial (optativa), Podología equina (optativa) | Facultad | 4º | 1998-2003 |
| Anestesiología y Patología quirúrgica general, Patología quirúrgica Especial | Facultad | 4º y 5º | 2003-2010 |
| Anestesiología y Cuidados Intensivos, Patología quirúrgica, Medicina deportiva equina (optativa) | Facultad | 4º | 2010-2024 |

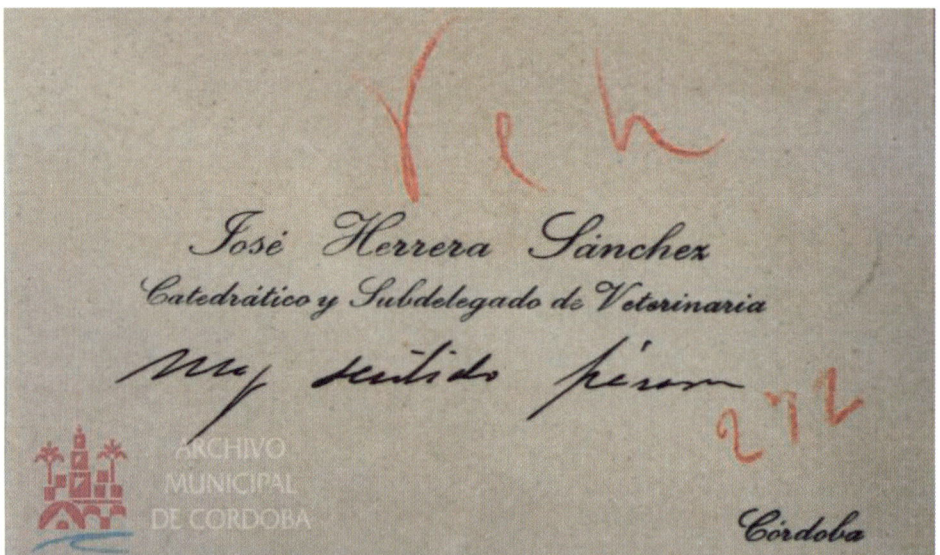

Figura 11: *Nota de pésame de D: José Herrera Sánchez a la familia de
D. Julio Romero de Torres (Archivo Municipal de Córdoba).*

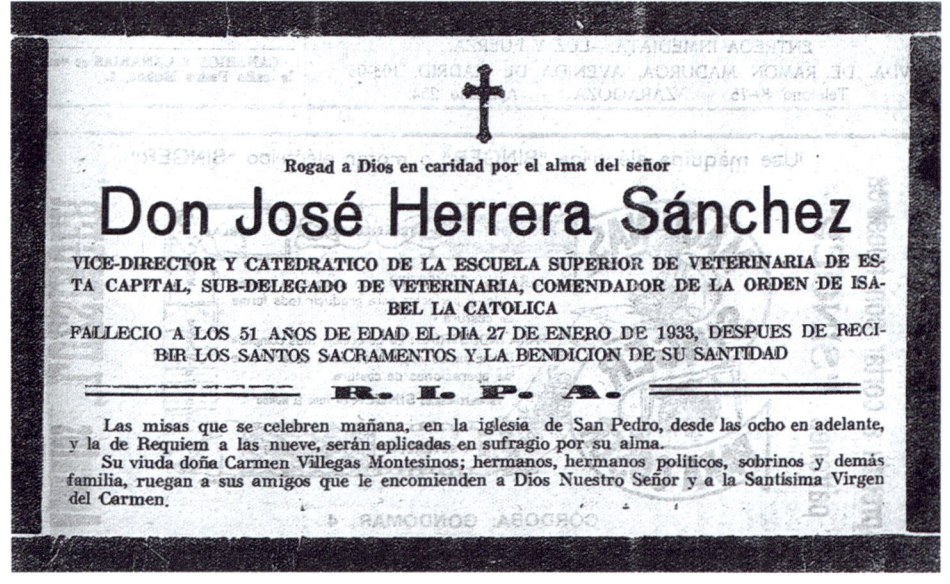

Figura 12: *Esquela de D. José Herrera Sánchez
(Diario de Córdoba de comercio, industria, administración, noticias y avisos, 1933),
(Biblioteca Virtual de Prensa Histórica, Ministerio de Cultura).*

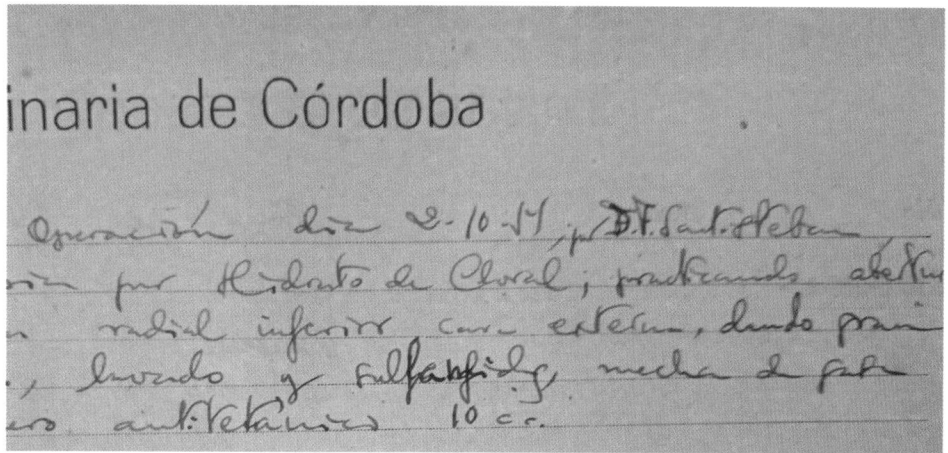

Figura 13: *Historia Clínica de una burra con una fístula en la extremidad posterior derecha intervenida por D. Francisco Santisteban, 1951.*

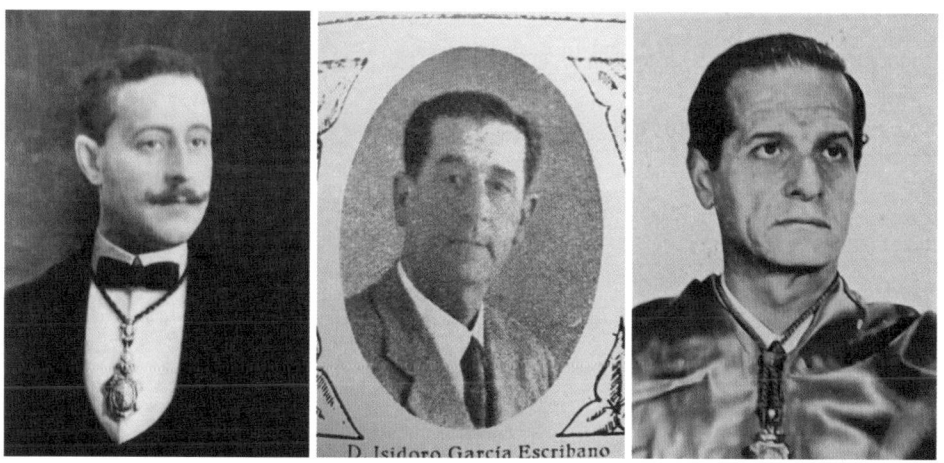

Figuras 14, *15 y 16: D. José Herrera Sánchez, D. Isidoro García Escribano, D. Francisco Santisteban García (Archivo Facultad de Veterinaria).*

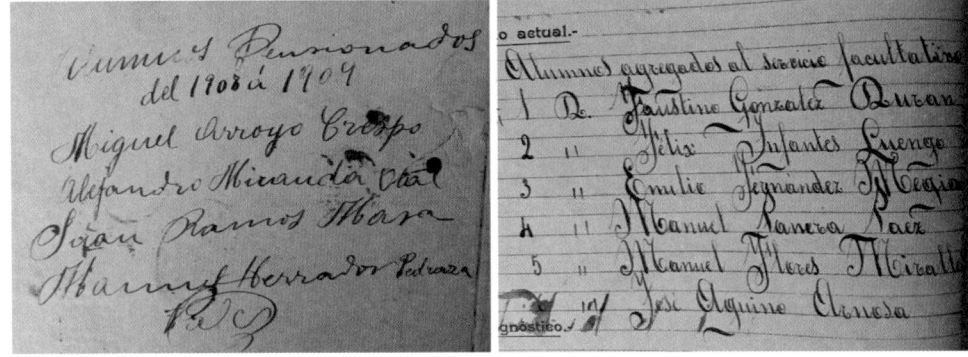

Figuras 17 y 18: *Libro de Historias Clínicas con la anotación de
los destinos de los alumnos pensionados (1908, 1919).*

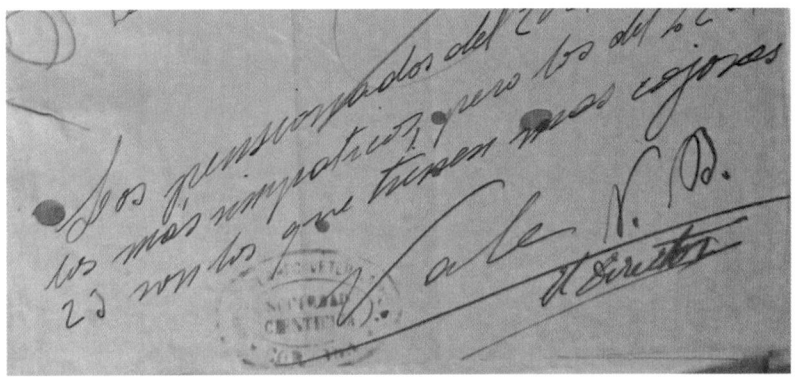

Figura 19: *Anotación de complicidad de los alumnos pensionados
en 1922 referida a los estudiantes de 1920.*

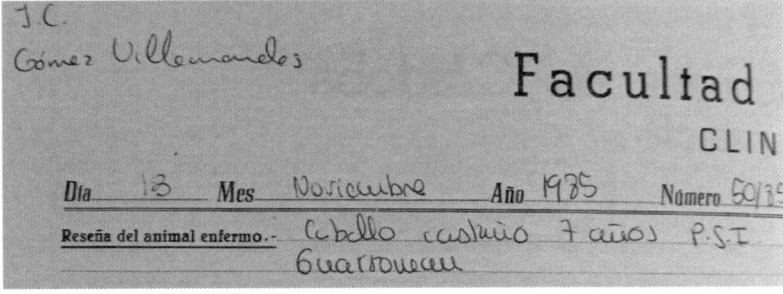

Figura 20: *Anotación en 1985 del estudiante D. José Carlos Gómez
Villamandos durante sus prácticas de cirugía.*

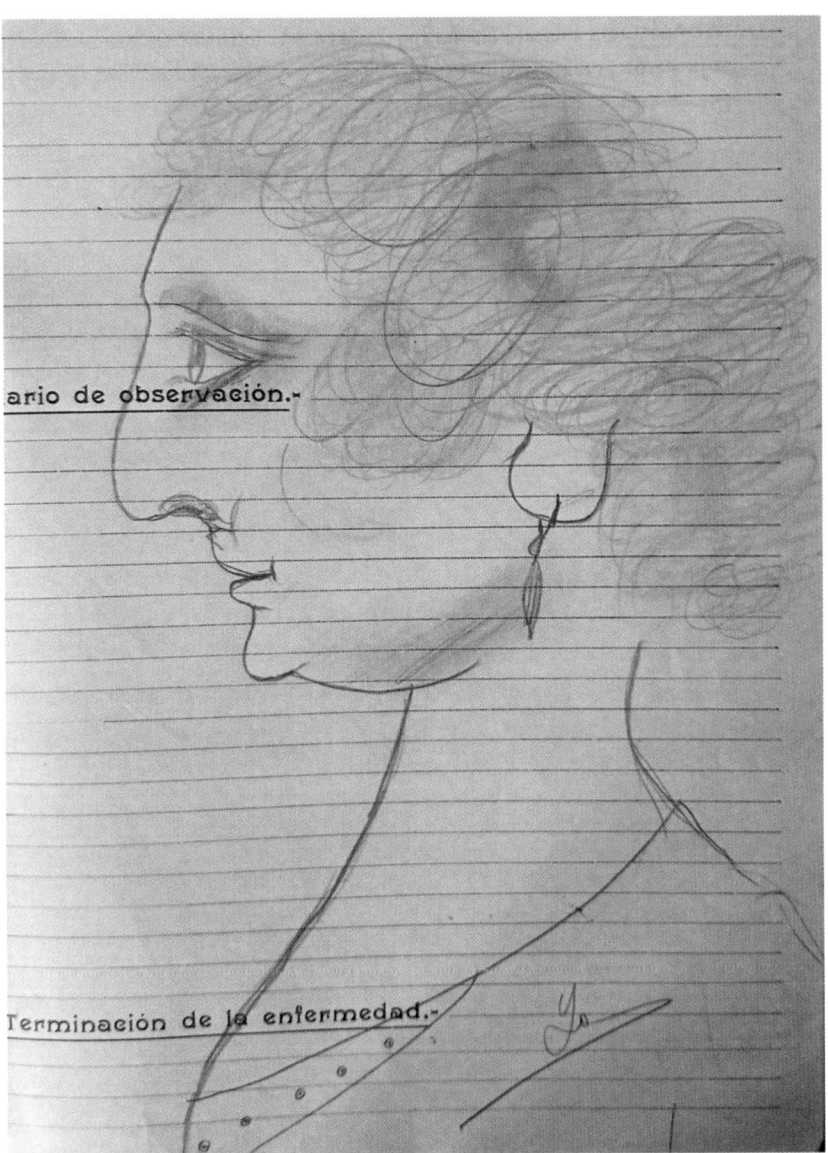

Figura 21: *Dibujo de un alumno pensionado en los Libros de Historias Clínicas, 1919.*

# Un paréntesis de cuatro años

Todos recordamos la película "War Horse" (Spielberg, 2011) inspirada en las vicisitudes de un caballo durante la I Guerra Mundial, que nos deben hacer recapacitar sobre el importante papel que jugaron los animales en todas las guerras de la humanidad incluida nuestra Guerra Civil, en una España plenamente rural y ganadera, por lo que la relevancia de la Veterinaria Militar en medicina, sanidad e higiene fue indispensable durante todo el conflicto en ambos frentes. Las Secciones de Evacuación estaban generalmente formadas por un oficial veterinario, un sargento, dos maestros herradores, un practicante de veterinaria, dos cabos y veinticinco soldados, siendo su objetivo retirar del frente los animales muertos, heridos o con enfermedades infectocontagiosas. Los animales recuperables eran llevados a las enfermerías y hospitales veterinarios desplegados por la retaguardia, y eran devueltos a las unidades correspondientes aquellos individuos que recibían el alta (Moreno 2015).

En las operaciones de guerra, en plena línea de combate, estaban los Puestos de Socorro, que auxiliaban o sacrificaban a los animales heridos según su gravedad, y estaban compuestos por un oficial veterinario, un maestro herrador y cinco soldados. Aquellos veterinarios, imprescindibles para mantener el trasporte a lomo de todo tipo de abastecimiento, tuvieron que enfrentarse a las lesiones de guerra (heridas de bala y metralla, quemaduras) de aquellos animales y a las caídas que sufría el ganado en el frente, especialmente los equinos. Es destacable que los servicios militares llegaron a recuperar a cerca del 90% de los animales enfermos que atendieron.

Durante la contienda la señalización de los servicios veterinarios militares se identificaba con una cruz griega azul, que es un distintivo internacional creado en 1914 a raíz de la atención veterinaria durante la I Guerra Mundial, similar a la Cruz Roja para el socorro de los heridos, entrando en servicio en 1915 y que hoy señaliza los centros veterinarios de todas nuestras ciudades (Moreno 2014).

Los hospitales veterinarios tienen su origen en la Veterinaria Militar, pudiendo tener su inicio en los campamentos permanentes de las legiones romanas del siglo I (soldado *"veterinarius"*) (Vivez/Mañé 2016), describiéndose servicios similares a lo largo de la historia de la guerra (herradores, "mariscal veterinario"), siendo el caso más reciente la I Guerra Mundial, y en España tienen su aparición en 1909 como enfermería de ganado durante la Guerra de Marruecos (Díez 2019). En esta época, tanto a nivel civil como militar, en las intervenciones de los équidos se usaba la tradicional técnica de derribo con trabones y por la fuerza, pues los anestésicos llegarían décadas más tarde. Ese método de contención podía requerir la participación de hasta siete personas, unas tirando de cuerdas para mantener las extremidades lo más inmóviles posible, una o dos sobre la cabeza para evitar que el caballo se incorporase, otra manteniendo la cola y grupa sobre el suelo, y obviamente el veterinario y sus auxiliares. Se trataba de una técnica que parcialmente se mantuvo hasta los años sesenta del pasado siglo, ya auxiliada en parte por el uso del hidrato de cloral y del tiopental sódico.

Uno de los fármacos mayoritariamente usado en la anestesia veterinaria militar europea durante el primer conflicto mundial fue el cloroformo. Los veterinarios de los distintos ejércitos lo utilizaban empapando un pañuelo, gasa o algodón que depositaban en el interior de un dispositivo que se adaptaba a la cabeza del caballo, pero no solían usarlo para el derribo, sino que se lo aplicaban una vez tumbado por la fuerza (Hoare 1895, Liautard 1891). No obstante, la falta de abastecimiento era frecuente y no siempre llegaba el material médico necesario al frente, por lo que no solo los animales, sino también los soldados tenían que ser frecuentemente intervenidos sin anestesia. Cabe reseñar que la primera vez que fue empleado el éter en una guerra fue en la primavera de 1847 durante el conflicto México-Norteamericano (1846-1848), que aplicó el Dr. Edward H. Barton para amputar una pierna a un soldado al que se le disparó accidentalmente su propio fusil (Marrón Peña 1985).

La Guerra Civil abrió una pausa académicamente desgarradora con estudiantes y profesorado en ambos bandos, paralizándose la actividad de la Escuela durante todo el conflicto. Se suspendió el claustro y se vigilaba al profesorado que no había participado en la sublevación. Dos catedráticos, D. Gumersindo Aparicio Sánchez y D. Rafael Castejón y Martínez de Arizala, fueron detenidos y hechos prisioneros. Los estudiantes eran reclutados como "Practicantes de Veterinaria" en laboratorios, enfermerías y hospitales de ganado, así como en las secciones de evacuación, aunque otros ocuparían destino de alférez, brigada o capitán en caballería e infantería.

El edificio de Medina Azahara, que fue parcialmente bombardeado en agosto de 1936, sería ocupado por el ejército y durante ese periodo se conocería como el "Cuartel de la Veterinaria" (Gómez-Villamandos/Martín Suárez 2022). Un regimiento de artillería se instaló en distintas dependencias, reuniendo un importante polvorín en sus sótanos. Destacamentos de los Requetés, la Legión y los Regulares también estuvieron un tiempo residiendo en el nuevo edificio. La huerta de la Escuela también sirvió de aparcamiento para los camiones requisados, que serían utilizados por una escuadra de Falange para formar una fuerte columna militar, y desgraciadamente en ella se llevó a cabo alguna ejecución sumarísima. El fin de la Guerra Civil propició finalmente que el edificio volviera a ser titularidad del Ministerio de Educación, pero hasta el año 1955 varias dependencias siguieron estando ocupadas por un destacamento, como reflejan la firma de varios soldados en algunos ladrillos de la fachada suroeste.

Uno de los Libros de Historias Clínicas expone la paralización de la actividad clínica, pues a un registro del 18 de mayo de 1936, correspondiente a un perro del que no describen más detalles, le sigue un caso con fecha del 2 de febrero de 1941, una mula torda de 6 años con una "fistula en la cruz". Al silencio de la contienda le siguió la dedicación implacable del profesorado que, como ave fénix, reinventó y propulsó la clínica de la Facultad de Veterinaria durante una época marcada por la posguerra.

> **LONDRES.**—Ha llegado a esta ciudad un voluntario inglés que ha luchado en los frentes de Madrid al lado de las filas rojas. El citado voluntario se halla convaleciente de una gravísima herida. Ha manifestado que le fué extraída una bala del pulmón, sin anestesia, y que cuantas operaciones se realizan en los Hospitales de Sangre de Madrid practican sin aplicar el cloroformo a los heridos.

Figura 22: *Intervención realizada sin anestesia (Guion: diario de la mañana. Córdoba, 29 de marzo de 1937), (Biblioteca Virtual de Prensa Histórica, Ministerio de Cultura).*

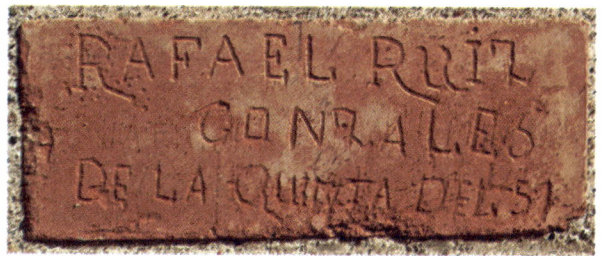

Figura 23: *Firma de soldados en los ladrillos del actual edificio del Rectorado de la Universidad de Córdoba, 1951 (Elaboración propia).*

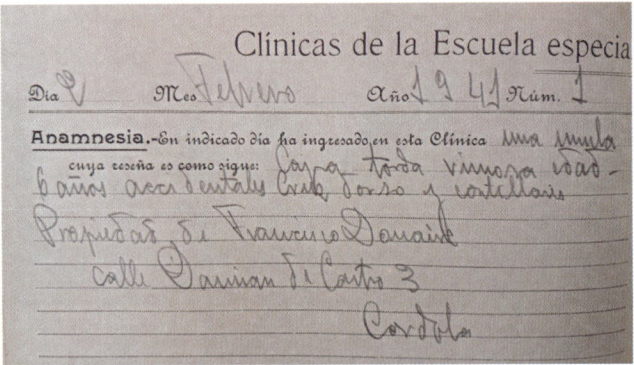

Figura 24: *Primer caso clínico registrado en la posguerra, 1941.*

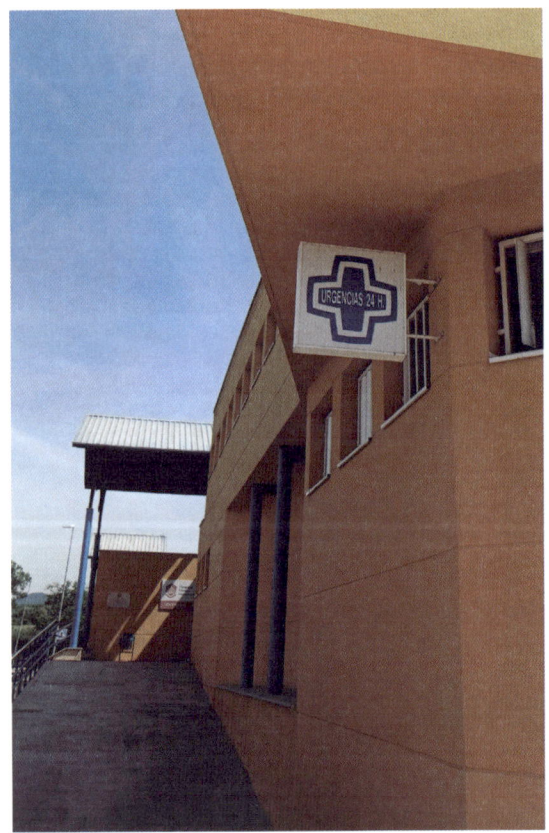

Figura 25: *Cruz Azul del Hospital Clínico Veterinario de la Universidad de Córdoba (Elaboración propia).*

# La Historia Clínica

El registro médico de los pacientes se inicia con Hipócrates, se recupera en el Renacimiento bajo el nombre de "*Observatio*" (Fombella Posada 2012), y desde el siglo XVIII se va instaurando como una práctica habitual, constituyendo hoy en día un documento oficial y legal sanitario en medicina humana.

El formato de esos registros irá cambiando a lo largo del tiempo en la Facultad de Veterinaria de Córdoba. A finales del siglo XIX no tenemos constancia de que existiera una plantilla establecida para completar la historia clínica en la Escuela de Veterinaria, sino que en un libro de anotaciones se suceden en pocas líneas un resumen de cada caso atendido. Se apuntan los detalles descriptivos del animal (especie, raza, sexo, altura), su propietario, el uso al que está destinado (carga, tiro, silla, montería, recreo), el motivo por el que accede a consulta y el tratamiento realizado o recetado.

Los libros de 1913 incorporan de imprenta los siguientes epígrafes: Anamnesia, Estado actual, Diagnóstico, Pronóstico, Tratamiento, Diario de observación y Terminación de la enfermedad. Sin embargo, la pauta habitual en su cumplimentación era la omisión de datos y una descripción sucinta en la mayoría de los casos. En la "Anamnesia" se incluía los detalles del paciente (especie, edad y sexo) y el nombre del propietario indicando generalmente su domicilio. El "Estado actual" era rellenado en función del estado de carnes (bueno, regular malo) y el mayor o menor vigor del individuo. El "Diagnóstico" era breve, generalmente sin indicar qué pruebas se habían realizado al paciente, otorgando un "Pronostico" que oscilaba de leve a incurable. Los epígrafes de "Tratamiento" y "Diario de observación" eran cumplimentados de forma muy escueta, sin detallar los procedimientos realizados, aunque cada cierto número de casos se detenían en describir las actuaciones (material y técnica empleados, medicación, dosificaciones), que son los que permiten establecer una línea temporal de tendencias clínicas. Finalmente, la "Terminación de la enfermedad" era descrita con una frase concreta: "por curación", "salió sin curar", "no se hospitalizó" o "por la muerte". En 1920 resalta la frase "¡¡¡salió viva!!!" en la historia de una mula castaña de 12 años afectada de téta-nos, enfermedad que era generalmente incurable, de ahí el entusiasmo.

Como se comentaba, la cumplimentación de estos libros es errática y somera en la mayoría de los casos. En algunas historias se evidencia que la escritura pertenece a dos o tres personas distintas, se intuye que eran rellenadas una vez atendido el animal, en ocasiones se incluyen un gran número de pacientes en el mismo registro y la descripción detallada es muy ocasional. Esto no permite realizar un estudio de casuística o estadístico pues la fuente desde la que se parte está ostensiblemente incompleta. Sin embargo, gracias a algunas historias clínicas sí se puede establecer una evolución de la actividad asistencial, como es el caso de la anestesia.

Entre las páginas de estos volúmenes nos encontramos con documentos adicionales de gran valor histórico. A los pacientes que eran hospitalizados se les asignaba un impreso de seguimiento en el que se anotaba las observaciones, tratamientos e incidencias de cada animal. Se evaluaba la temperatura, la frecuencia cardiaca y la frecuencia respiratoria durante la hospitalización, y se anotaba el profesor al que estaba asignado el caso. De esta forma, encontramos los casos atendidos por D. José Herrera Sánchez y por D. Isidoro García Escribano antes de la Guerra Civil, y durante la posguerra por D. Francisco Santisteban García y por D. Gaspar Gómez Cárdenas (Catedrático de Patología General y Enfermedades Esporádicas), desde los años setenta se identifica la escritura de Dña. Inmaculada Ávila y de Dña. Cristina Riber Pérez y en los años 80 la de D. José M.ª Santisteban Valenzuela.

D. Francisco Santisteban García durante los años cincuenta inicia la impartición de cursillos prácticos de cirugía no sólo en Córdoba, sino que los expande a Málaga, Granada, Jaén, Almería y Sevilla, según consta en los documentos analizados. Resalta el curso realizado en 1954 en Jaén en el que se intervienen a más de 300 animales, siendo siempre mayoritario el número de equinos (caballos, mulos, burros) frente al de pequeños animales o rumiantes, sin contar las castraciones de cerdos. El campo aún no está del todo industrializado y las "bestias" eran esenciales para las labores agrícolas, siendo en los cursillos de Málaga dónde se aprecia una mayor presencia de animales de compañía.

La fotografía sirvió para mejorar la documentación de los casos, siendo relativamente frecuente su inclusión en los Libros desde 1951, suponiendo las primeras imágenes de pacientes enfermos. Del blanco y negro se pasará al color, momento en el que la fotografía, junto con su negativo, es archivada en sobres identificados con el caso clínico correspondiente.

A partir del 1951 se incorpora en las historias clínicas un ítem de especial relevancia para una Clínica de una Facultad de Veterinaria: "Veterinario que lo envía". Esta inclusión nos permite evaluar que los veterinarios en ejercicio tenían y mantenían una buena comunicación con los que habían sido sus profesores, y son los albores de le referencia veterinaria que hoy se sigue potenciando desde el Hospital Clínico Veterinario de la Universidad de Córdoba.

Desde los años cuarenta nos encontramos intercaladas numerosas cartas de veterinarios dirigidas al profesorado remitiendo pacientes desde prácticamente todas las provincias de Andalucía, estando destinadas la mayoría de ellas a D. Francisco Santisteban García, aunque en un libro de la Clínica Médica se localizan algunas enviadas a D. Gaspar Gómez Cárdenas. En los libros de los años setenta y ochenta encontramos varias cartas de remisión a D. José Sanz Parejo y a Dña. Inmaculada Ávila Jurado. La redacción de éstas está caracterizada por la respetuosidad, "Estimado amigo y compañero", y la confianza en el buen hacer e imparcialidad del profesorado, describiendo en ocasiones lo necesario que era ese animal para sus propietarios, especialmente equinos empleados en labores del campo.

Se evidencia cómo los antiguos alumnos de la Escuela y Facultad eran los principales veterinarios remitentes y, en ocasiones, los propios alumnos. La procedencia de los pacientes era principalmente andaluza, aunque se atienden numerosos casos venidos de otras regiones de España (Castilla La Mancha, Madrid, Extremadura, Comunidad Valenciana), pues la Facultad era un referente nacional indiscutible, de ahí que acudieran individuos de las principales ganaderías de caballos, de clubs hípicos y de los centros del ejército (Depósito de Sementales, Yeguadas), así como animales propiedad de afamados jinetes y rejoneadores. Señalar como anécdota que el caballo de Pura Raza Española de estirpe cartujana "Poseído IV", que apareció en uno de los famosos anuncios de las Bodegas Terry y Campeón de España en 1981 (Yeguada de la Cartuja - Hierro del Bocado), fue atendido en la Facultad, pero en condiciones ya muy deterioradas.

Son más de cincuenta los veterinarios que figuran en esas cartas y tarjetas remitidas al profesorado, entre los que encontramos a D. Rafael Agüera Delgado, D. Pablo Aguilar Sánchez, D. José Barasona Mata, D. José Garrido Zamora, D. Manuel Gómez Lama, D. José González Galacho, D. Fernando Guerra Martos, D. Francisco Jordano Barea, D. Mónico Pérez-Olivares Fuentes y D. José Villegas Laguna, profesionales de referencia en cada uno de los sectores donde desempeñaron su labor, siendo algunos de ellos profesores auxiliares o asociados de la Facultad.

Los membretes de las historias clínicas son el pulso de cómo fue evolucionando la Escuela y la medicina veterinaria. Los primeros libros recogen indistintamente a todos los pacientes atendidos en la Escuela Especial, para pasar a una diferenciación entre Clínica Quirúrgica y Clínica Médica durante la Escuela Superior y la Facultad, apareciendo registros independientes relativos a Reproducción desde los años sesenta, siendo a partir de finales de los años ochenta cuando se diferencia la Clínica de Pequeños Animales y la Clínica de Grandes Animales en los denominados Servicios Clínicos de la Facultad de Veterinaria, estructura que se mantiene en la actualidad a nivel internacional en los hospitales universitarios.

A lo largo de los años se fueron incorporando distintos tipos de impresos relativos a la recepción de los pacientes, remisión de muestras a Laboratorio o a Anatomía Patológica, recetas y notas de abono, apareciendo hasta 1972 el membrete de la Universidad de Sevilla en algunos de ellos, pues es en ese año cuando comienza la andadura de la Universidad de Córdoba y hasta entonces la Facultad perteneció al distrito hispalense. En el reverso de uno de los impresos que se entregaba a los propietarios se indicaba una clara observación: *"Los animales no podrán ser retirados sin abonar previamente los gastos que, por alimentación, medicamentos y gastos de material, hayan originado"*.

En un impreso de cobro de 1989 es cuando encontramos la primera vez que se incluye de forma independiente el concepto de "Anestesia" diferenciado del resto de gastos (instrumental, medicamentos, intervención, hospitalización), denotándola de más importancia para los propietarios.

Los Servicios Clínicos tendrán una duración limitada, pues en el año 1997 se realiza el traslado de todo el Departamento de Medicina y Cirugía Animal al Campus de Rabanales. En la mudanza intervinieron los automóviles particulares del profesorado y doctorandos para trasladar el equipamiento más delicado, y en uno de ellos fueron trasladados los Libros de Historias Clínicas que han dado lugar al presente trabajo, un tesoro que no podía correr el riesgo de perderse ni deteriorarse.

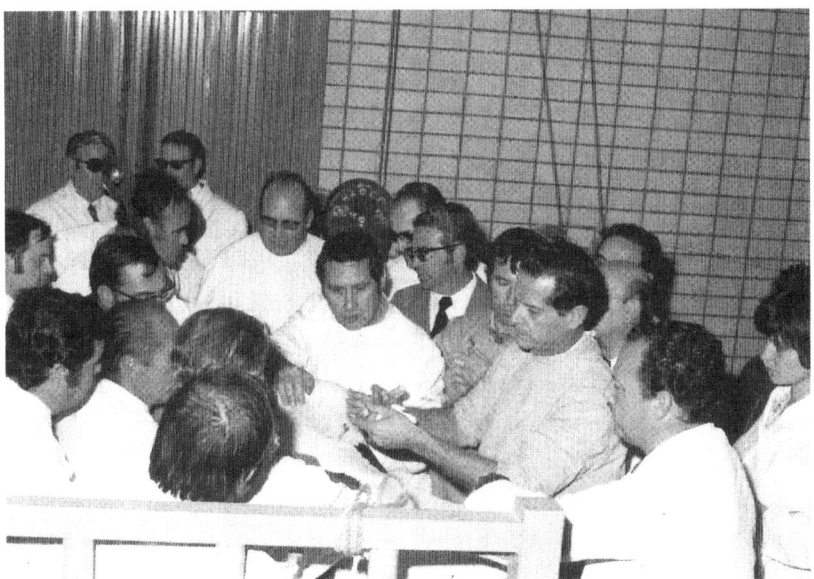

Figura 26: *D. Francisco Santisteban junto a D. José San Parejo y a Dña. Inmaculada Ávila Jurado impartiendo un curso sobre cirugía abdominal en vacuno.*

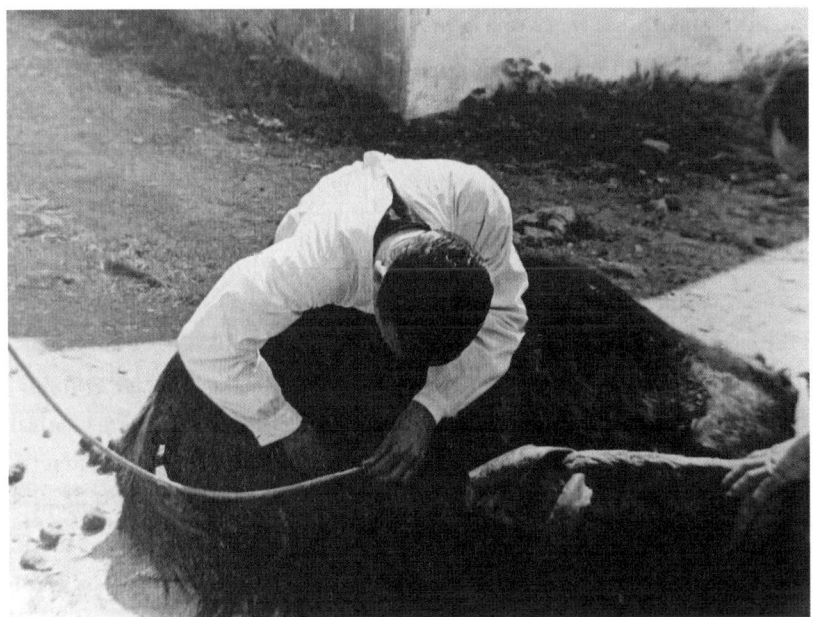

Figura 27: *Fotografía de cirugía en 1952, D. Francisco Santisteban García.*

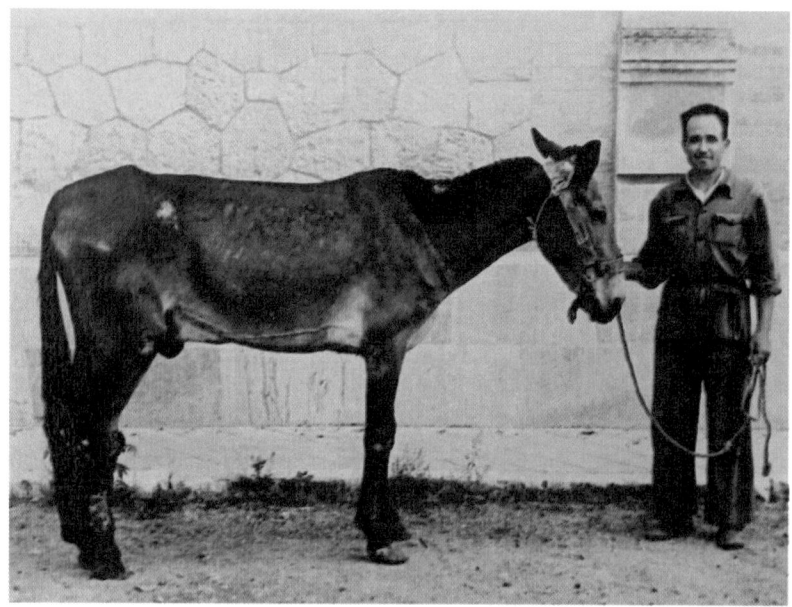

Figura 28: *Fotografía de un mulo con lesiones en las extremidades, 1952.*

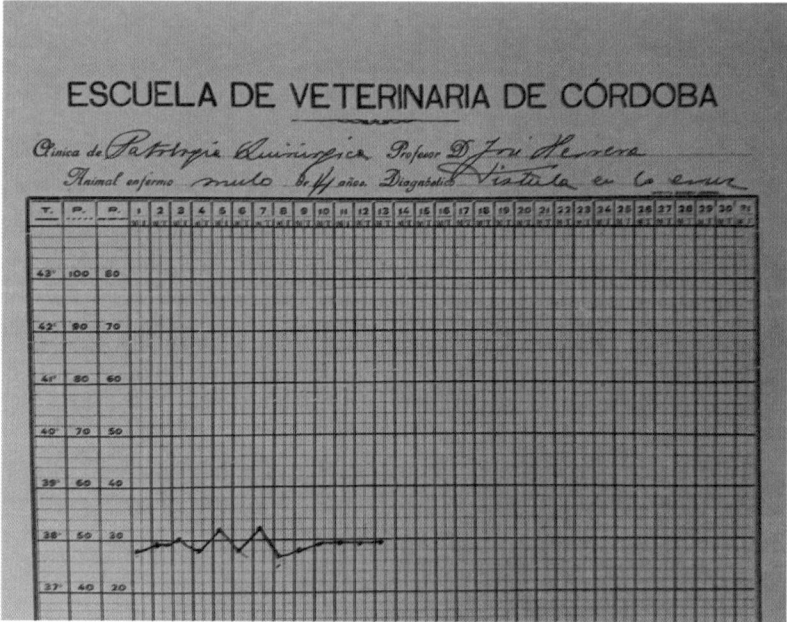

Figura 29: *Registro de D. José Herrera Sánchez de 1926.*

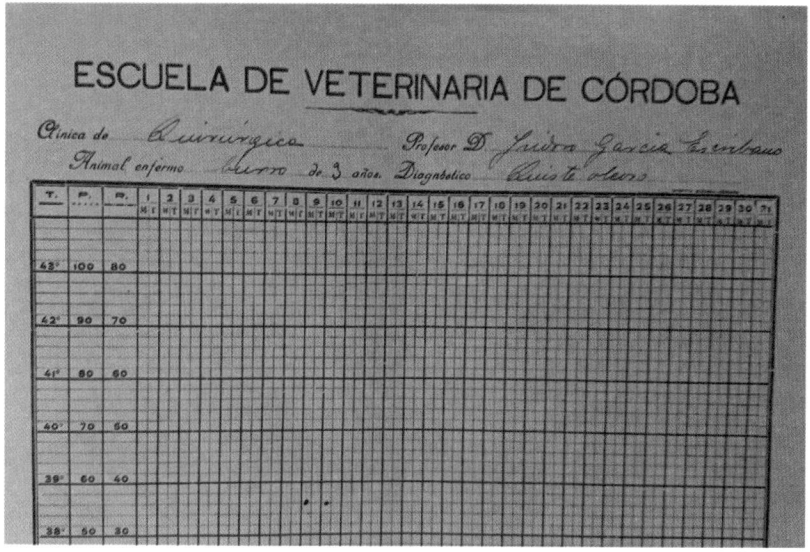

Figura 30: *Registro de D. Isidoro García Escribano de 1924.*

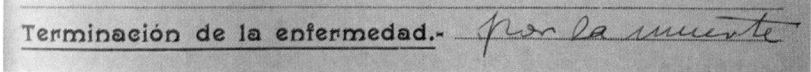

Figura 31: *Terminación "por la muerte" de un caso de tétanos de 1931.*

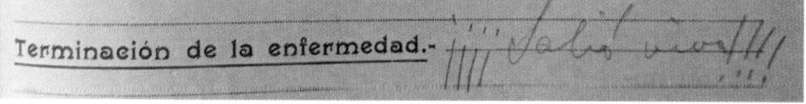

Figura 32: *Terminación "¡¡¡Salió viva!!! de un caso de tétanos en 1920.*

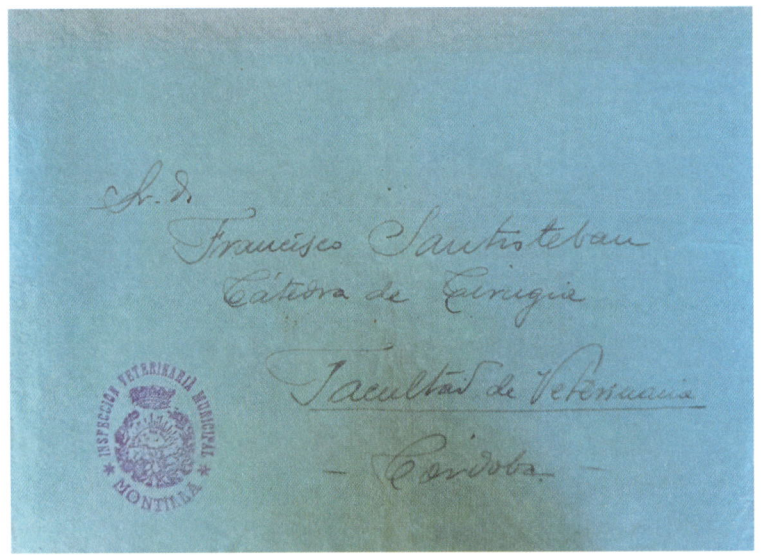

Figura 33: *Carta dirigida a D. Francisco Santisteban García
remitiendo un mulo desde Montilla (años 50).*

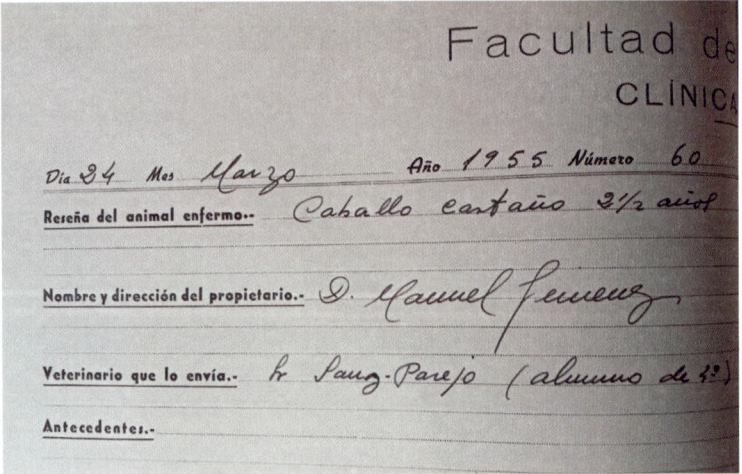

Figura 34: *Remisión de un caballo en 1955 por D. José Sanz Parejo siendo alumno de 4º curso.*

Facultad
CLÍN

Día 13 Mes Marzo Año 1956 Número

Reseña del animal enfermo.- Mulo, castaño

Nombre y dirección del propietario.-

Veterinario que lo envía.- D. Rafael Agüera

Antecedentes.-

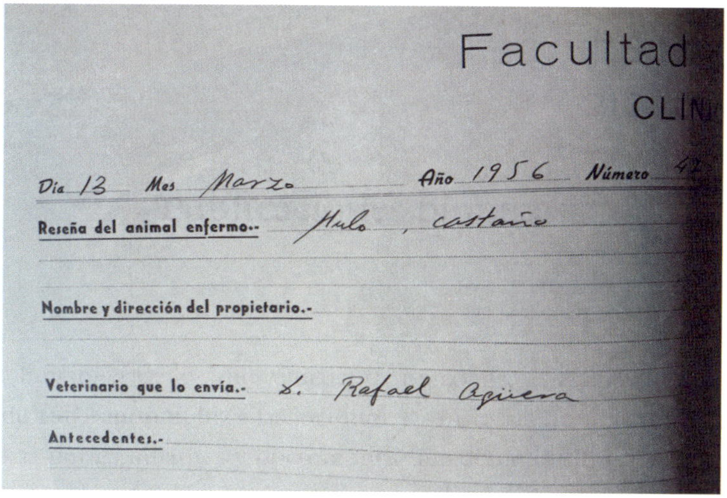

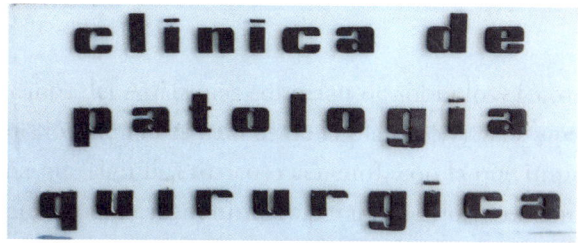

Figura 35: *Remisión de un mulo por D. Rafael Agüera Delgado en 1956.*

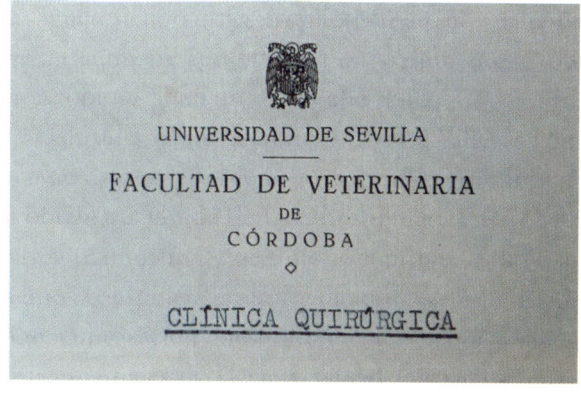

Figura 36: *Placa de la entrada de la clínica quirúrgica (años sesenta).*

UNIVERSIDAD DE SEVILLA

FACULTAD DE VETERINARIA
DE
CÓRDOBA

CLÍNICA QUIRÚRGICA

Figura 37: *Membrete de 1961 de la Universidad de Sevilla.*

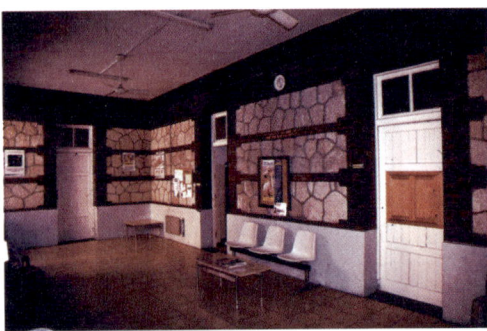 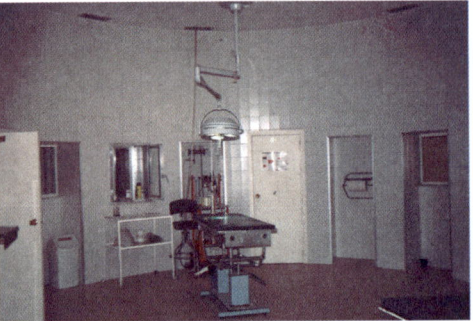

Figuras 38 y 39: *Recepción y quirófano de pequeños animales de los Servicios Clínicos de la Facultad de Veterinaria, 1997 (Elaboración propia).*

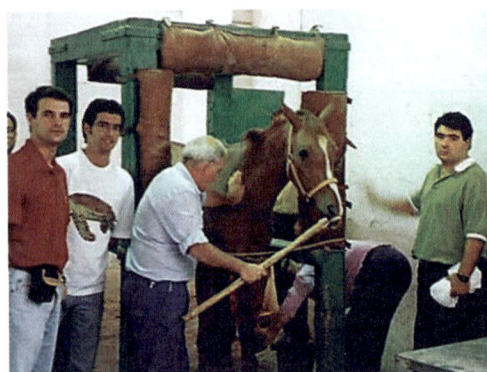 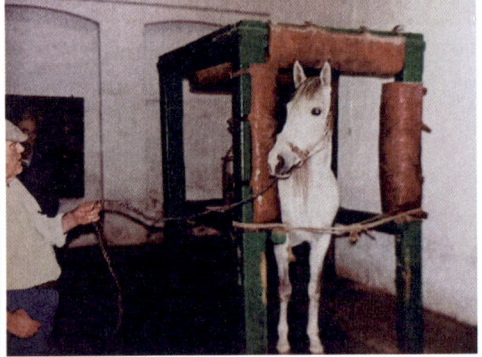

Figuras 40 y 41: *Potro de contención de los años cuarenta (Fotografías de los años noventa).*

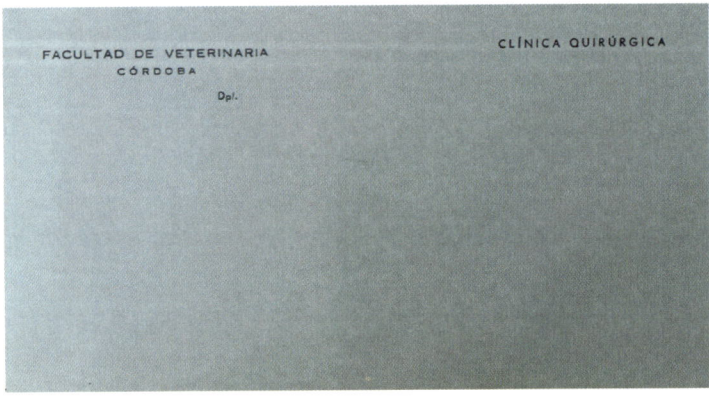

Figura 42: *Receta de la Clínica Quirúrgica, 1966.*

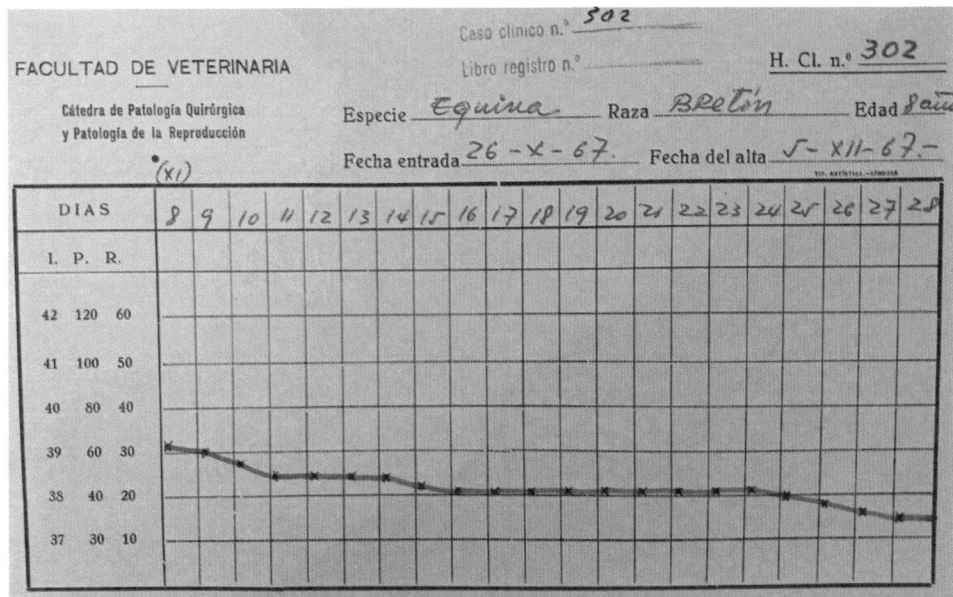

Figura 43: *Impreso de seguimiento de animales hospitalizados, 1967.*

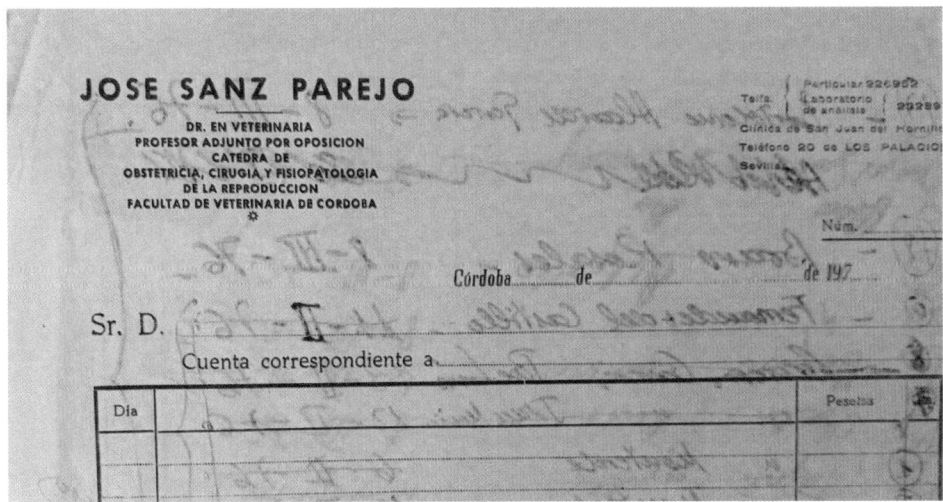

Figura 44: *Membrete de D. José Sanz parejo, 1975.*

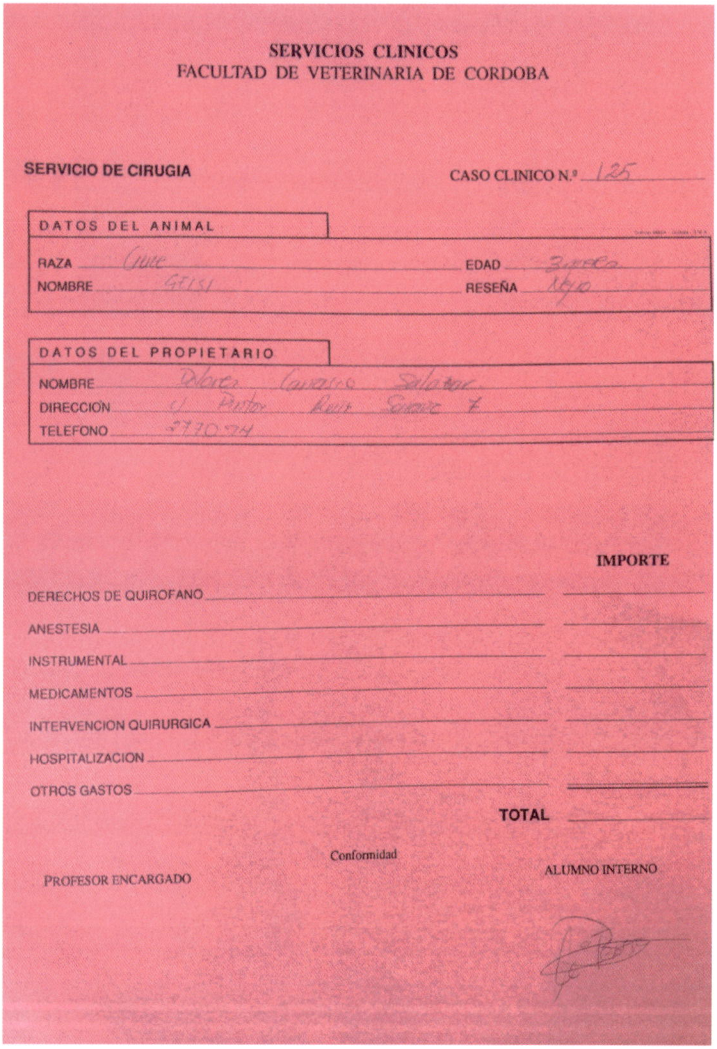

SERVICIOS CLINICOS
FACULTAD DE VETERINARIA DE CORDOBA

SERVICIO DE CIRUGIA

CASO CLINICO N.º 125

DATOS DEL ANIMAL

RAZA

EDAD

NOMBRE

RESEÑA

DATOS DEL PROPIETARIO

NOMBRE Dolores Carrasco Salazar

DIRECCION

TELEFONO

| | IMPORTE |
|---|---|
| DERECHOS DE QUIROFANO | |
| ANESTESIA | |
| INSTRUMENTAL | |
| MEDICAMENTOS | |
| INTERVENCION QUIRURGICA | |
| HOSPITALIZACION | |
| OTROS GASTOS | |
| TOTAL | |

Conformidad

PROFESOR ENCARGADO

ALUMNO INTERNO

Figura 45: *Impreso de cargos clínicos de los Servicios Clínicos, 1989.*

# La biblioteca

La fuente de información durante el siglo XX, sin la existencia de internet, se basaba en la adquisición de libros, la asistencia a reuniones y congresos y, por supuesto, la práctica clínica en cada paciente. En aquella época no existía ninguna programación de posgrado que contemplara la anestesia, no existían títulos o diplomaturas y el interés comercial de los laboratorios por los anestésicos se inició tímidamente a partir de los años cincuenta. Es un periodo en el que existen únicamente cuatro facultades de veterinaria (Madrid, León, Córdoba y Zaragoza) y la realización de estancias en el extranjero no era asequible a todos los bolsillos.

Las cátedras estaban suscritas a numerosas revistas científicas internacionales, de las que se nutrían de los avances y progresos en clínica veterinaria, recibían boletines y publicaciones nacionales, amén de adquirir diversas ediciones de humana sobre medicina y cirugía. En ocasiones se solicitaban artículos a otros países mediante correo postal dirigido al autor de la publicación, por lo que podría demorarse hasta meses conseguir un determinado estudio, especialmente si su procedencia era estadounidense o australiana.

Cabe resaltar que la publicación de artículos clínicos durante la primera mitad del siglo XX en España aún era ocasional y no existía ninguna revista dedicada de forma específica a la medicina y cirugía veterinaria, siendo en 1981 cuando arranca la revista *Clínica Veterinaria de Pequeños Animales*, editada por la Asociación de Veterinarios Españoles Especialistas en Pequeños Animales" (AVEPA), si bien, ya en el siglo XIX, se publicó el *Boletín de Veterinaria* (Madrid, 1845-1859) que abarcaba diversos aspectos clínicos de los animales domésticos, especialmente de equinos (Mañé y col. 2007). Precisamente es este boletín, en el año 1848, el que recoge la primera experiencia realizada en la Escuela de Veterinaria de Madrid con cloroformo, aplicándolo con éxito a una "bucha" (borrica) de cinco meses (Higuera Cavero 1989).

Los libros de medicina veterinaria van incluyendo tímidamente alguna sección referida a la anestesia a finales del siglo XIX, pero aún en los años cincuenta suele ir unida a los métodos físicos de contención y rara vez supera la veintena de páginas cuando se incluye un capítulo específico. El primer libro enfocado en su totalidad a la anestesia veterinaria se publica en Inglaterra por Frederick T. G. Hobday en 1915 con el título "Anaesthesia & narcosis of animals and birds", y no llegaba al centenar de páginas. La anestesia comienza a tomar cuerpo de especialidad en Reino Unido y Estados Unidos a partir de los años sesenta, fundándose la Asociación de Veterinarios Anestesistas (AVA) en 1964 y el Colegio Americano de Anestesistas Veterinarios (ACVAA) en 1975, no inaugurándose el Colegio Europeo (ECVAA) hasta 1995, hoy agrupadas las tres entidades en su revista oficial *Veterinary Anaesthesia and Analgesia*. No obstante, la veterinaria francesa también tuvo un gran desarrollo en anestesia y cirugía, editándose en 1967 el libro "Anesthésiologie Vétérinaire" (Marcenac y Leroy), años antes de la afamada primera edición del libro "Veterinary Anesthesia" de William V. Lumb y E. Wynn Jones (1973).

En España no tenemos constancia de la edición de un libro específico sobre anestesia veterinaria hasta el año 1992, con el título "Anestesia práctica de pequeños animales" (L. J. Ezquerra, M. A. Vives, J. Usón), elaborado por la Facultad de Veterinaria de Cáceres, que viene prácticamente a coincidir con el surgimiento de especialistas en anestesia veterinaria en la Facultad de Zaragoza, de Madrid, de Murcia y de Córdoba, que paralelamente inician una actividad de apoyo biomédico en las unidades de investigación de numerosos hospitales de medicina humana y desarrollan múltiples actividades de formación de postgrado para veterinarios, convencidos que la profesión tiene que imbuirse de los nuevos protocolos anestésicos y de las novedosas técnicas de monitorización.

Iniciando los años noventa es cuando comienza un verdadero interés comercial por la anestesia veterinaria, progresando de forma exponencial durante la primera década del nuevo siglo, obteniéndose el registro veterinario para muchos productos de medicina humana en esos años (propofol, isoflurano, sevoflurano, dexmedetomidina). La publicidad de esta actividad fue cambiando a lo largo del siglo, de meros anuncios en revistas científicas se pasó a los folletos y catálogos más detallados, incluyendo desde los años ochenta videos VHS como técnica comercial, y finalizando el siglo el formato DVD amén del digital. En la Biblioteca-Museo del departamento se conservan varias cintas VHS promocionales de los años noventa (Pfizer Salud Animal, Virbac, Boehringer Ingelheim Salud Animal).

Tabla 7: *Listado de las suscripciones más relevantes*

| Ediciones internacionales | Ediciones nacionales |
|---|---|
| Veterinary Medicine | Veterinaria |
| American Journal of Veterinary Research | Veterin Extracta |
| Journal of American Veterinary Association | Noticias Neosan |
| The British Veterinary Journal | Ganadería |
| Veterinary Surgery | Pecuaria |
| Veterinary Radiology & Ultrasound | Medicina Veterinaria |
| Journal of Small Animal Practice | ONE Veterinaria |

Tabla 8: *Listado de algunos libros anteriores a 1980 referidos parcial o específicamente a la anestesia veterinaria que se conservan en la biblioteca-museo del Departamento de Medicina y Cirugía Animal.*

| Título | Autores | Año | País |
|---|---|---|---|
| Nuevo Tratado de Medicina Veterinaria | F. Sugrañes, J. Más | 1899 | España |
| Compendio de Cirugía Veterinaria | P. J. Cadiot | 1906 | Francia |
| | | 1924 | |
| Técnica Operatoria Veterinaria | O. Röder, E. Berge | 1938 | Alemania |
| | | 1942 | |
| Cirugía Experimental | J. Markowitz | 1943 | Estados Unidos |
| Compendio de Patología Quirúrgica | E. Fröhner, E. Silbersiepe | 1948 | Alemania |
| Veterinary Surgery | E. R. Frank | 1955 | Estados Unidos |
| Equine Veterinary Surgery | J. F. Bone y col. | 1963 | Estados Unidos |
| Anesthésiologie Vétérinaire | L. N. Marcenac, G. Leroy | 1967 | Francia |
| Patología Quirúrgica de los Animales Domésticos | C. García Alfonso | 1967 | España |
| Veterinary Anesthesia | W. V Lumb, E. W. Jones | 1973 | Estados Unidos |
| Clinical Veterinary Anesthesia | C. E. Short | 1974 | Estados Unidos |
| Chirurgie Générale Vétérinaire | L. N. Marcenac | 1974 | Francia |
| Cirugía General Veterinaria | H. Schebitz, W. Brass | 1979 | Alemania |

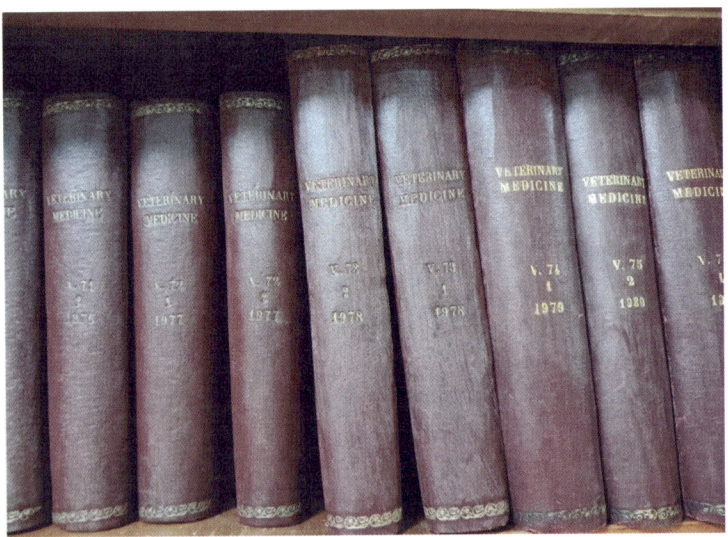

Figura 46: *Revistas científicas sobre medicina y cirugía veterinaria*
*(Biblioteca-Museo del Dpto. de Medicina y Cirugía Animal).*

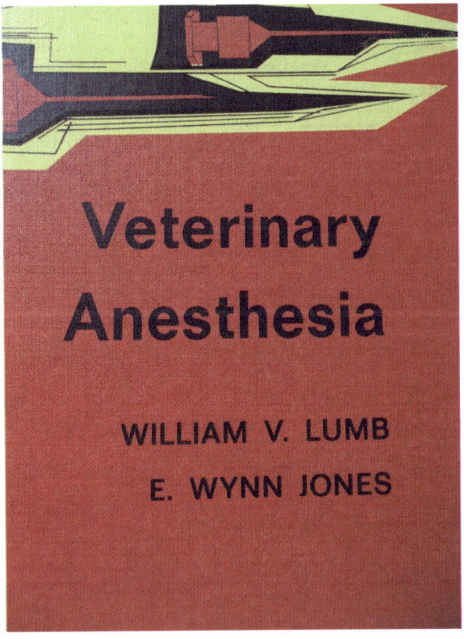

Figura 47: *Primera edición del libro de Lumb & Jones "Veterinary Anesthesia", 1973*
*(Biblioteca-Museo del Dpto. de Medicina y Cirugía Animal).*

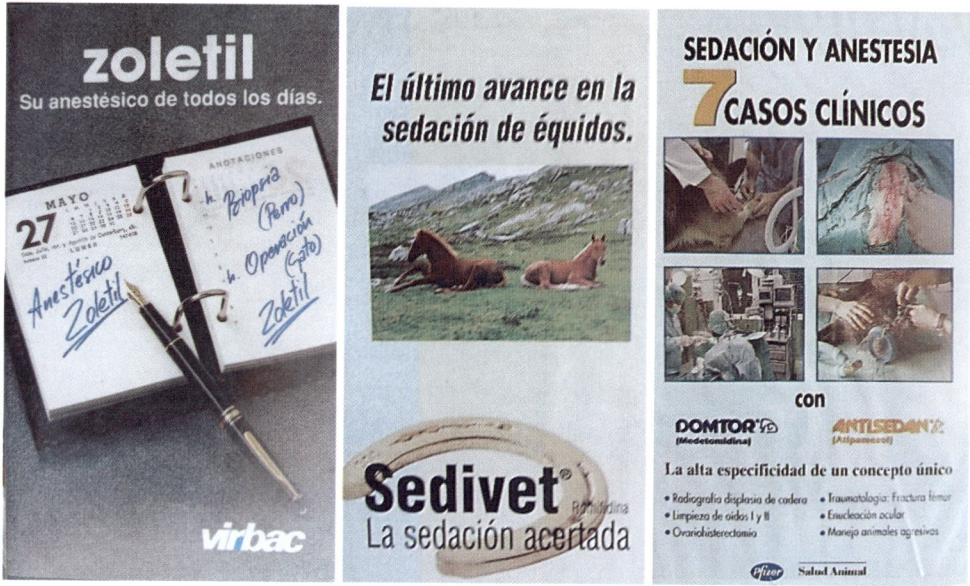

Figuras 48, 49 y 50: *Carátulas de vídeos VHS promocionales de Virbac (Zoletil®), de Boehringer Ingelheim Salud Animal (Sedivet®) y de Pfizer Salud Animal (Domtor® y Antisedan®).*

# Los y las anestesistas

Los alumnos pensionados o internos eran los que solían encargarse de suministrar la anestesia, al igual que ocurría en los hospitales dependientes de una facultad de medicina, como era el caso del Hospital Mora de Cádiz, que además fue uno de los primeros en incorporar los nuevos fármacos anestésicos. Pero esto, aunque sorprenda, era ya un avance, pues durante el siglo XIX el mismo cirujano era el que anestesiaba, de ahí la falta de control en los efectos de los anestésicos y sus resultados letales. Todo empezó con el médico que "daba el cloroformo", llamado en ocasiones el "cloroformizador", junto a términos como el "anestesiador" (aparato) o "anestesiante" (sustancia) (Real Academia Española, El Guadalete 1902 Cádiz).

La figura del anestesista, no tanto los productos, es lo que ofreció seguridad a la anestesia y la cirugía. La atención de las constantes del paciente, el control de la dosificación y la evaluación de la profundidad anestésica propiciaron la especialización. El anestesista se convirtió en la persona que acompañaba al enfermo controlando la línea entre la anestesia y la muerte. La incorporación de instrumentos sofisticados de monitorización, de respiración artificial y el mantenimiento del soporte vital (fluidoterapia, oxigenoterapia) fue conduciendo a que la mortalidad se redujera drásticamente y que el miedo a la anestesia fuera desapareciendo.

De forma similar sucedió en veterinaria, especialmente gracias a la incorporación paulatina de los sedantes y de los anestésicos inyectables que otorgaban un amplio espectro de seguridad tanto para el paciente como para el veterinario, de forma singular en animales agresivos, ferales y equinos. La existencia de una persona dedicada a la anestesia ofertaba un colchón de seguridad durante la cirugía, además de algo muy valioso: tiempo. El control anestésico permitió realizar cirugías cada vez más complicadas, impensables cuando los pacientes estaban despiertos o insuficientemente anestesiados, pasando la rapidez del cirujano a un segundo plano.

No obstante, en los Libros de Historias Clínicas se evidencia que la anestesia era un medio más del protocolo, de ahí que su descripción no sea constante. De hecho, en algunos libros que contienen 250 casos clínicos sólo se encuentran 10 o 15 alusiones a la anestesia, y no siempre detalladas. Por lo general, indican los nombres comerciales de los productos, no sus principios activos, y no siempre incluyen su dosificación. Pero la regla habitual es la falta de descripción de los tratamientos, deteniéndose algo más en alguna explicación de una técnica quirúrgica o en la evolución de algún caso, siendo esto último aparentemente más frecuente cuando el paciente sufrió un accidente anestésico. La norma de todos los volúmenes es la brevedad al describir el tratamiento: "quirúrgico", "el habitual", "limpieza, desinfección y sutura", "diatermia", "enclavamiento", "reducción de la hernia", "punción", "placa y tornillos", "extracción del cuerpo extraño", "sutura y vendaje", etc.

En ningún caso se encuentra una hoja anestésica o algún apunte relativo a los parámetros cardiorrespiratorios del paciente. Se entiende la impaciencia de nuestros cirujanos cuando la actuación quirúrgica se retrasaba a causa de la toma de datos basales, en premedicación, durante la cirugía o en la recuperación, conforme la anestesia fue especializándose. Hasta la fecha era un procedimiento obvio y obviable, igual que instaurar un tratamiento antibiótico, sin indicar el producto ni su pauta.

La dedicación específica a la anestesia por parte del profesorado en la Facultad comenzaría paulatinamente en los años ochenta, pero aún combinando parcialmente su actividad con la cirugía, siendo a finales del siglo XX cuando se establece la especialización y su expansión. Cabe destacar que la Sociedad Española de Anestesia y Analgesia Veterinaria (SEAVV) se funda en noviembre de 2004 en la Facultad de Veterinaria de Córdoba, estando entre sus miembros fundadores el profesorado y doctorandos de Anestesiología, desempeñando el cargo de presidencia en dos ocasiones (2006-2010, D. Rafael J. Gómez Villamandos; 2024-2026, Dña. María del Mar Granados Machuca). Hasta esa fecha, los avances clínicos y científicos sobre anestesia se presentaban en diferentes congresos, siendo el Congreso de la SECIVE (Sociedad Española de Cirugía Veterinaria) y el de AVEPA los que posiblemente más aglutinaron comunicaciones y ponencias anestésicas, y cabe añadir también que uno de los profesores de Cirugía de Córdoba es actualmente presidente de la Junta Directiva de la SECIVE (2021-2025, D. Juan M. Domínguez Pérez).

Los registros anestésicos comienzan a establecerse de forma rutinaria en la Facultad a partir del año 1992, en los que se valoraba cada cinco minutos frecuencia cardiaca y respiratoria, temperatura rectal, saturación de oxígeno (pulsioxímetro), dosificación de halotano y gases medicinales (oxígeno y óxido nitroso), amén de los datos del paciente y los fármacos usados, apuntes que estaban identificados bajo el membrete de "Servicio de Anestesia", no encontrándose previamente ningún documento de similares características. Conforme se fue adquiriendo equipamiento se fueron ampliando esas fichas, primero con la capnometría y la presión arterial no invasiva, para pasar desde 1996 a la monitorización multiparamétrica y avanzada (cateterismo arterial y venoso central), y a una recogida minuciosa de todo lo que acontecía en cada anestesia, incluyendo desde la valoración preanestésica hasta las características de la recuperación. La peculiaridad de aquellos registros, a diferencia de otros centros, es que se anotaba minuciosamente el dato numérico de cada parámetro con la finalidad de poderlos volcar a una base de datos, lo que proporcionó una ingente información para la realización de estudios clínicos. A partir de 1998 se adquirieron máquinas y monitores anestésicos de última generación de medicina humana, incorporando la monitorización del gasto cardíaco, la espirometría, el índice biespectral de profundidad anestésica, así como la ventilación mecánica más avanzada del momento.

Aunque la anestesiología cambió radicalmente la medicina y la cirugía su especialización y reconocimiento fueron paulatinos. Inicialmente eran los propios cirujanos los que anestesiaban a sus pacientes, en los hospitales universitarios eran los estudiantes y el equipo de enfermería los encargados de la anestesia, y no fue hasta los años treinta y cuarenta en que los propios médicos empezaron a ejercer la anestesia de una forma continuada. De ahí que hasta los años setenta muchos servicios de anestesia aún dependiesen del servicio de cirugía correspondiente, la independización completa llegó en los años ochenta.

La primera mujer en ocupar la dirección de un servicio de anestesiología humana en Estados Unidos fue la Dra. Virginia Apgar en 1938, aunque la primera en ejercer la anestesia en el mundo fue la Dra. Rupa Bai Furdoonji en el periodo 1889-1917 en la India (Narayana y col. 2010). Entre las pioneras de la anestesia en España destacan la Dra. Isabel Torres, que inició su actividad en los años cincuenta en Valencia, la Dra. María Oliveras Collellmir en Cataluña, y la Dra. Fuensanta del Campo de la Rubia, que desempeñó su profesión durante los años sesenta en Málaga (Degrandi Oliveira 2020, Organización Médica Colegial de España 2022).

En 1957 se publica en prensa una interesante entrevista a la Dra. María del Valle Muñoz Castillo, anestesista de Madrid, en la que describe su pasión por la anestesia, la vigilancia del enfermo *"mientras el bisturí rasga la epidermis, y las pinzas, tijeras y palanquetas comienzan a actuar en torno a la herida"*, así como la asistencia en la recuperación *"disminuyendo el grado anestésico e intubando sólo a base de oxígeno"*. Entre líneas apunta los fármacos que usa (morfina, atropina, pentotal, curare) y resalta la ventaja de la anestesia intravenosa, que evita la *"angustia de la mascarilla, tan desagradable"*.

En la Facultad de Veterinaria de Córdoba fueron las profesoras Dña. Inmaculada Ávila Jurado y Dña. Cristina Riber Pérez las primeras en anestesiar animales desde los años setenta, pero no de forma especializada, sino como medio para realizar sus propias intervenciones quirúrgicas y siempre auxiliadas por estudiantes. El primer catedrático de anestesiología veterinaria y la primera profesora titular especialista europea en anestesiología son actualmente docentes de la Facultad, y vienen coordinando un equipo formado mayoritariamente por veterinarias anestesistas.

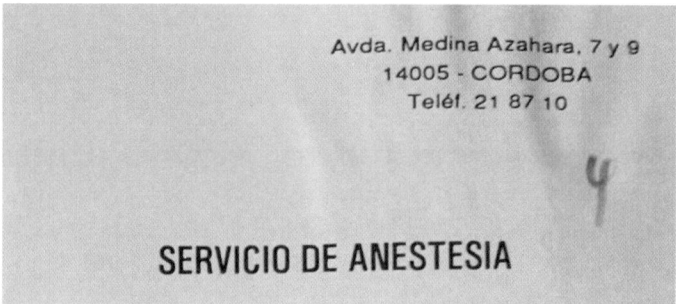

Figura 51: *Primer impreso de la Facultad de Veterinaria relativo al Servicio de Anestesia, 1992.*

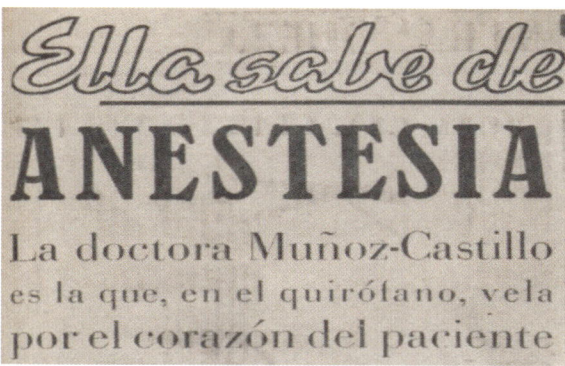

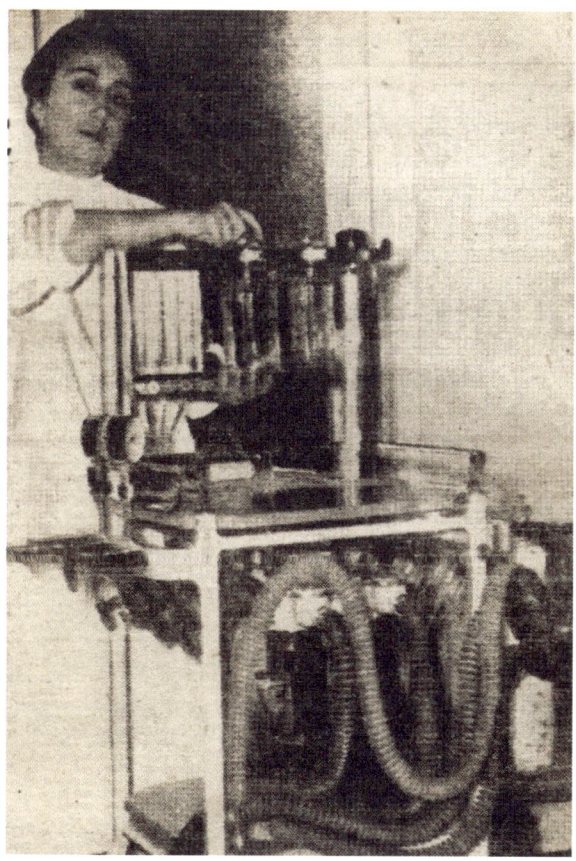

Figuras 52 y 53: *Dra. M.ª del Valle Muñoz Castillo (Pueblo. Diario del Trabajo Nacional. Año XVIII, 1957), (Biblioteca Virtual de Prensa Histórica, Ministerio de Cultura).*

# Publicaciones pioneras

Dos publicaciones de los años cincuenta, un congreso de 1964 y una Tesis Doctoral de 1981 aportan luz a las incompletas historias clínicas, trabajos realizados en la Facultad por estudiantes y doctorandos que desde la clínica y la investigación refrendan la atención anestésica de aquellos años de la posguerra y transición españolas, que será detalladamente desarrollada en el último capítulo.

## Primer estudio anestésico

Los nativos americanos del Amazonas conocían de sobra los efectos de una sustancia que generaba la cocción de raíces y tallos de la planta *Strychnos toxifera*, el curare (de etimología caribeña que significa tóxico o veneno), con la que impregnaban la punta de sus flechas y dardos para cazar animales paralizándolos mediante el uso de cerbatanas, siendo sus antecedentes más remotos las usadas en Perú y por los mayas hacía el año 500 y 600 de nuestra era, como demuestran los hallazgos arqueológicos y los dibujos del Plato Blom ceremonial que se encontró en la Bahía de Chetumal (México). Las cerbatanas siguen siendo útiles en veterinaria para la anestesia de captura (teleanestesia) usando actualmente combinaciones de diferentes productos (anestésicos disociativos, sedantes, opioides) en un dardo anestésico.

En el año 1949 el estudiante de doctorado D. José Villegas Laguna, bajo la dirección del Catedrático de Patología General y Médica D. Félix Infante Luengo, publica una memoria para obtener el Grado de Doctor sobre los ensayos realizados con curare, dextrotubocurarina (Curarina®), que supone el primer estudio anestésico protocolizado del que tenemos constancia en la Facultad de Veterinaria de Córdoba bajo el título "Ensayos sobre curarización anestésica en veterinaria" (Villegas Laguna 1953), que se publicaría en los Anales de la Universidad Hispalense en 1953. En aquellos años obtener el doctorado pasaba por realizar un curso adicional y un trabajo de investigación que debía defenderse en la Facultad de Madrid.

D. José Villegas fue alumno de la Escuela durante los años treinta, estando comprometido con las actividades del Ateneo Escolar como Delegado de Prensa (*Diario La voz*, 2 de diciembre de 1933) y como Presidente de la Sección de Fiestas (*Veterinaria: revista regional*, 1 de mayo de 1936). En 1940 se incorpora como Profesor Encargado de Curso en la cátedra de Farmacología, pasando en 1951 a ser Inspector Municipal Veterinario de Córdoba, pero guardando un gran vínculo con el profesorado y convirtiéndose en un veterinario remitente, como se ha anotado previamente, de casos clínicos a la Cátedra de Cirugía. Entre 1942 y 1949 fue Tesorero y Jefe de la Sección Económica del Ilustre Colegio Oficial de Veterinarios de Córdoba, y en 1949 Veterinario Oficial de los Laboratorios IFMY, de sueros y vacunas para ganadería.

*"La supresión de los violentos medios de contención, corrientemente usados en nuestra clínica, para exploraciones y pequeñas intervenciones quirúrgicas, es otra conquista que estimamos posible en un futuro próximo, gracias al empleo sistemático de la curarización … para realizar con garantías y sin el peligro de los violentos movimientos defensivos, estos actos exploratorios o quirúrgicos".* Con este párrafo de su introducción se manifiesta la problemática de la anestesia veterinaria durante aquellos años; se buscaban productos que fueran seguros y contundentes para prevenir accidentes personales, y el curare ofrecía ciertas mejoras en aquel brusco y duro escenario.

El estudio de D. José Villegas, realizado en perros, se divide en cuatro fases: una experimental con toma seriada de muestras y tres clínicas. En los ensayos clínicos se usa la misma preanestesia, morfina y atropina, y se emplean tres anestésicos distintos: éter sulfúrico, hidrato de cloral y barbitúricos (epiván). Las cirugías de estos animales, castraciones y cirugía abdominal, fueron realizadas por los jóvenes Profesores Ayudantes de Clases Prácticas D. Francisco Santisteban García y por D. Gaspar Gómez Cárdenas (a la postre catedráticos de Cirugía y Patología de la Facultad), y la curarina se inyectaba una vez anestesiado e intubado el animal, conectando a todos los pacientes al *"aparato de respiración artificial"* para tener la respiración controlada, lo que hoy conocemos como ventilación mecánica, y en todos los casos se revirtió el efecto del curare con prostigmina. El resumen de los ensayos apunta a una mejora de la calidad anestésica con éter y barbitúricos, no obteniéndose con hidrato de cloral *"regularidad en los resultados"*, refiriendo ahorro de anestésico, facilidad en el acto quirúrgico y menos riesgos posoperatorios. Es de reseñar que en 1942 es cuando se publican los primeros resultados en humana de los beneficios del curare en anestesiología, por el

Dr. Harold Griffith en Canadá (Griffith/Johnson 1942), lo que indica el alto grado de actualización científica de la Facultad.

Este estudio, realizado durante los años cuarenta, implica una serie de cuestiones que no están recogidas en los Libros de Historias Clínicas. En primer lugar, el uso de éter, hidrato de cloral y barbitúricos era ya frecuente en clínica, pues ellos no son objeto del estudio. De otra parte, confirma que el hidrato de cloral pudo ser un anestésico opcional en pequeños animales, si bien no rutinario. La premedicación con morfina y atropina era ya una práctica habitual y conocida en la facultad, era un protocolo estándar. Así mismo, denota el interés de aquellos profesores por investigar fármacos de medicina humana para su posible aplicación en animales. Y lo más importante, se usaban ventiladores en esta época. Todo ello da fe que, al menos, desde el fin de la Guerra Civil la Escuela de Veterinaria de Córdoba era pionera en el uso de anestésicos y de equipos de soporte vital, que serían usados rutinariamente y de ahí que posiblemente fueran omitidos en las historias clínicas, se daba por hecho.

Por tanto, la aparición de la succinilcolina en los setenta no fue novedosa para nuestra institución, pues ya tenían una importante trayectoria clínica a sus espaldas. Sin duda, el estudio de D. José Villegas proporciona luminosidad histórica y científica.

*Primero.*—Premedicación.
*Segundo.*—Eterización.
*Tercero.*—Intubación endotraqueal.
*Cuarto.*—Curarización.
*Quinto.*—Respiración controlada.
*Sexto.*—Inyección de prostigmina.

Figura 54: *Protocolo seguido en el estudio de la curarina con éter (Tesis de D. José Villegas Laguna, 1953. Biblioteca-Museo del Dpto. de Medicina y Cirugía Animal).*

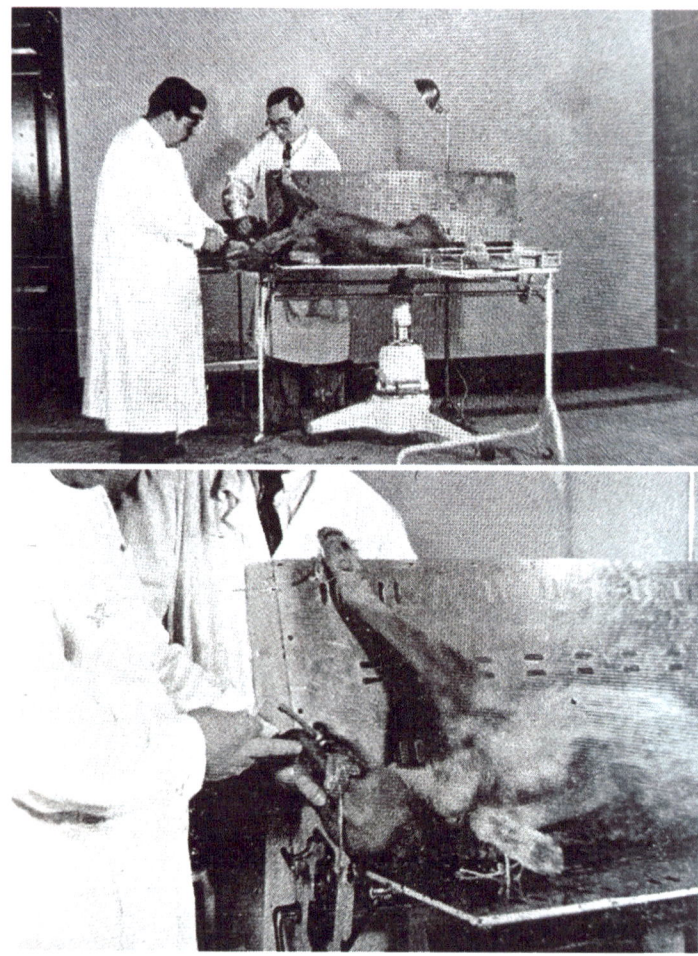

Figuras 55 y 56: *Protocolo seguido en el estudio de la curarina con éter e imágenes del procedimiento (Tesis de D. José Villegas Laguna, 1953. Biblioteca-Museo del Dpto. de Medicina y Cirugía Animal).*

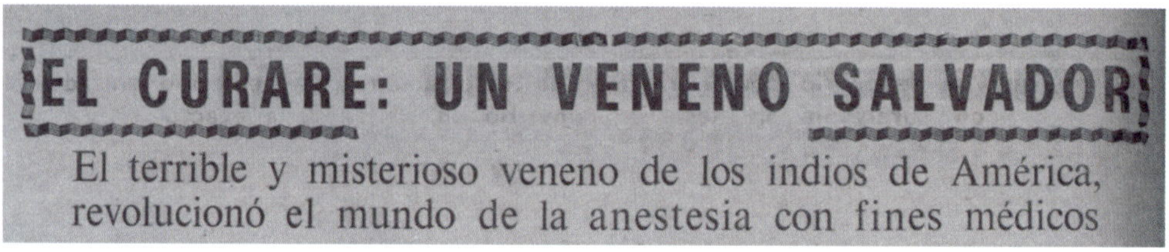

# EL CURARE: UN VENENO SALVADOR

## El terrible y misterioso veneno de los indios de América, revolucionó el mundo de la anestesia con fines médicos

Figura 57: *Noticia sobre las ventajas del curare (El adelantado: Periódico de Intereses Morales y Materiales, Ciencias, Literatura y Artes. Año LXXIV, número 22706 Extraordinario, 27 de diciembre de 1974).*

## Boletín de Zootecnia

En 1945 se inicia la publicación del Boletín de Zootecnia, una publicación mensual editada por la propia Facultad en la que se incluyen distintos estudios sobre ganadería, sanidad y clínica, así como reseñas de artículos internacionales. En 1950 comienza la sección "Historia Clínica" impulsada por D. Francisco Santisteban, en la que se aportan "de forma breve y concreta" descripciones de casos clínicos relevantes, la cual publicará no sólo las reseñas del profesorado sino también las aportadas por alumnos y veterinarios clínicos, todo un ejemplo de integración profesional y académica dirigido a toda la veterinaria nacional.

Los artículos que elaboraban los estudiantes procedían de los Libros de Historias Clínicas, lo que nos permite acceder de una forma más detallada al tratamiento de algunos pacientes, amén de ser atractivo ver el trabajo de alumnos que fueron con posterioridad grandes profesionales. Los estudiantes ilustraban con frecuencia sus publicaciones con dibujos detallados de la cirugía practicada, que eran realizados por ellos mismos, lo que denota una implicación en las clínicas de la Facultad que va más allá de la mera asistencia a una determinada práctica.

El primer apunte anestésico de esta publicación lo encontramos en 1946, en una perra sometida a cirugía abdominal a la que se le suministra una "anestesia base" con morfina y atropina para pasar posteriormente a la anestesia con éter. En 1949, el Catedrático de Fisiología D. Francisco Castejón Calderón, en un artículo de revisión sobre el metabolismo mineral refiere que el uso de las sales de magnesio como anestésico en cabras y bovinos produce hiperglicemia e hipercalcemia, efectos que no se producen cuando se administra epivan (Narcovenol®, barbitúrico sintetizado en 1932).

En 1950 se apunta la intervención "exitosa" realizada en una perra setter de 9 años que es operada de cálculo vesical con morfina, como anestésico base, y éter, y una hernia inguinal en un mulo de 8 años con epiván. Los veterinarios D. Manuel Gómez Lama y D. Francisco Rodríguez Ruiz aportan casos del uso de la novocaína en una yegua (raquianestesia) y en un mulo (infiltración local).

El veterinario D. José Miras Arredondo remite al Boletín el caso de una vaca holandesa-española, berrenda en negro de 4 años de edad, que llevaba tres días de parto gemelar. Utiliza anestesia epidural para abordar la distocia, técnica que repetirá dos veces más, pues "la intervención penosa" se prolonga durante tres horas practicando embriotomía. En la recuperación le inyecta cafeína y el animal se pone en pie, quedando recuperado a los 20 días. La honestidad del veterinario queda manifiesta en una nota final del artículo: "*No dudo que lo por mí realizado no es lo más adecuado, ni lo más científico, pero me limito a exponer la forma que tuve que improvisar para no defraudar a los dueños, que esperaban y exigían al Veterinario les salvase su único capital*".

En 1954 se describe la aportación del Dr. Tillman sobre "La castración del Caballo, en pie". Primero aborda las recomendaciones de otros autores, como el uso "decisivo" de la narcosis empleando hidrato de cloral vía oral para calmar al animal, especialmente si son "caballos cosquillos (que no dejan tantear la región escrotal e inguinal)", aunque otros autores prefieren inducir la narcosis con éter. Aportan también el uso de procaína como anestésico local para infiltración de escroto y cordón espermático. En sus propias observaciones, en más de 300 casos, comenta que desde el año 1939 viene usando morfina vía intramuscular con buenos resultados, pues "elimina el dolor sin influir los centros motóricos" como sí ocurre con el cloral. No obstante, indica que en el 50% de los casos los caballos muestran "intranquilidad ligera" que puede durar de 1 a 4 horas, por lo que recomienda dosis más bajas de morfina y el uso de anestesia local (novocaína, tutocaína o pantocaína).

Un estudiante, D. Benito Mateos Nevado (a la postre uno de los veterinarios más destacados de Andalucía, presidente del Ilustre Colegio Oficial de Veterinarios de Sevilla y de la Real Academia Sevillana de Ciencias Veterinarias de Andalucía Occidental), aporta en 1957 el caso de un mulo alazán de 30 meses de edad que es atendido durante "*una de nuestras salidas al campo con el profesor de Cirugía*". Es intervenido de una hernia umbilical usando como "anestesia base" hidrato de cloral por vía intravenosa en la yugular, tras el derribo se posiciona al animal en decúbito lateral derecho y se le realiza raquianestesia con novocaína, obteniendo "anestesia eficiente" en unos 15 minutos. La intervención fue exitosa y la recuperación favorable. El propio alumno aporta un dibujo de su manufactura para ilustrar el caso.

También se describen los casos que se complican. Los alumnos de 5º curso, D. Bernardo Marín Ávila y D. Adolfo Martín Padial, aportan un caso atendido en la clínica de Patología Quirúrgica de la Facultad: un caballo alazán de 6 años con una "herida traumática supurada" en la nuca, "mal de talpa o de la nuca". La cirugía se practica el día 5 de octubre de 1956 usando hidrato de cloral para el derribo del animal, posteriormente se emplea novocaína mediante infiltración local. El caballo vuelve a intervenirse 35 días más tarde y a los tres meses por formarse nuevos abscesos, usando idéntico protocolo anestésico. El animal mejora y es dado de alta un mes más tarde, ya en 1957.

El hidrato de cloral será el anestésico rutinario en équidos durante los años cincuenta, aportando los estudiantes su uso en distintos casos: extirpación de tumoraciones, cirugía de queloide cicatricial, diatermia, castraciones, hernias, fracturas, etc. La novocaína, como anestésico local, se empleará para el diagnóstico de cojeras, en bloqueos nerviosos y raquianestesia, amén de su uso mediante infiltración.

En 1958 se publica el caso presentado por el estudiante D. José Aurioles Moreno. Se trataba de un perro lobo con fractura diafisaria de fémur en pico de flauta y con cabalgamiento. D. Francisco Santisteban realizó la "osteosíntesis por el método de enclavamiento centro-medular". Se realiza anestesia intradural con novocaína al 10% sin adrenalina, con el perro "en decúbito esternal y el tercio posterior caído por el borde de la mesa" introduciendo un trócar "en el espacio lumbosacro". Un mes más tarde es reintervenido pues "el metal se ha partido", "ya que no ha sido recluido en casa del dueño como se prescribió".

El alumno D. Amador Jover Moyano (a la postre Catedrático de Anatomía Patológica, Decano de la Facultad de Veterinaria y Rector de la Universidad de Córdoba), junto con su compañero D. José Gómez Rite, describen el caso de un mulo castaño castrado de 4 años que es remitido por el veterinario D. Mónico Pérez-Olivares Fuentes, que es diagnosticado de "hidrocele con condensación fibrosa del cordón testicular" tras la castración quirúrgica. El animal fue derribado por el "método berlinés, con trabones" para ponerlo en decúbito lateral derecho y en posición de castración, usando de anestesia base hidrato de cloral vía intravenosa y local directa de las zonas afectadas con novocaína. Un mes más tarde fue dado de alta.

Finalmente, en el Boletín n.º 173, 1961, los alumnos D. Manuel Salazar Rodríguez y D. Francisco M. Crespo Hidalgo describen una visita al Parque Zoológico de Barcelona, en la que acuden al quirófano en el que se practicaba "el enyesado de una fractura de escápula en su tercio inferior" de un puma bajo los efectos de la combinación morfina-escopolamina.

El Boletín de Zootecnia, junto al estudio del Dr. José Villegas, da luz a la actividad anestésica de la Facultad durante los años cuarenta y cincuenta, complementando los registros del uso de los distintos anestésicos y preanestésicos que se verán a continuación a través de los Libros de Historias Clínicas a lo largo del siglo XX.

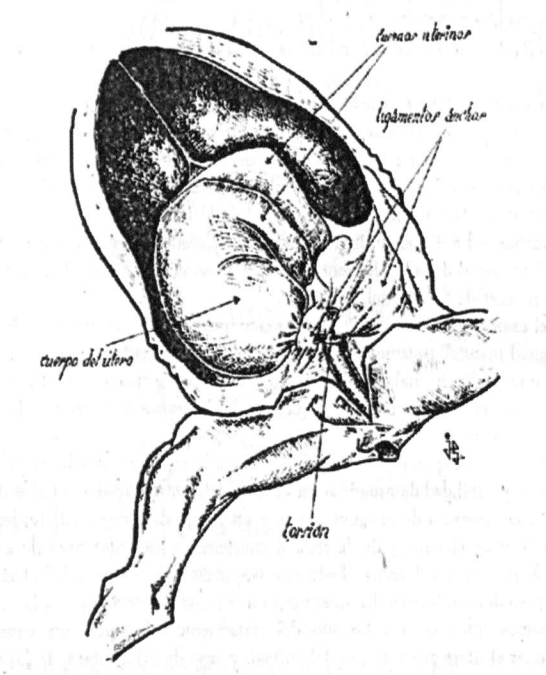

Apunte tomado del natural por el alumno D. Juan Gómez Polidoro,

Figura 58: *Ilustración del caso de una torsión uterina en una asna por el estudiante D. Juan Gómez Polidoro (Boletín de Zootecnia, 1946, n.º 7).*

*Operación:* 1.º—Anestesia con *Narcovenol,* intravenoso. Colocación del animal, en decúbito supino, sobre unos haces de miés y entre dos carretas, donde se ataron extremidades. Desinfección de la región inguinal y colocación de un paño de campo con abertura central.

Figura 59: *Anestesia y cirugía de un mulo (Boletín de Zootecnia, 1950, n.º 54).*

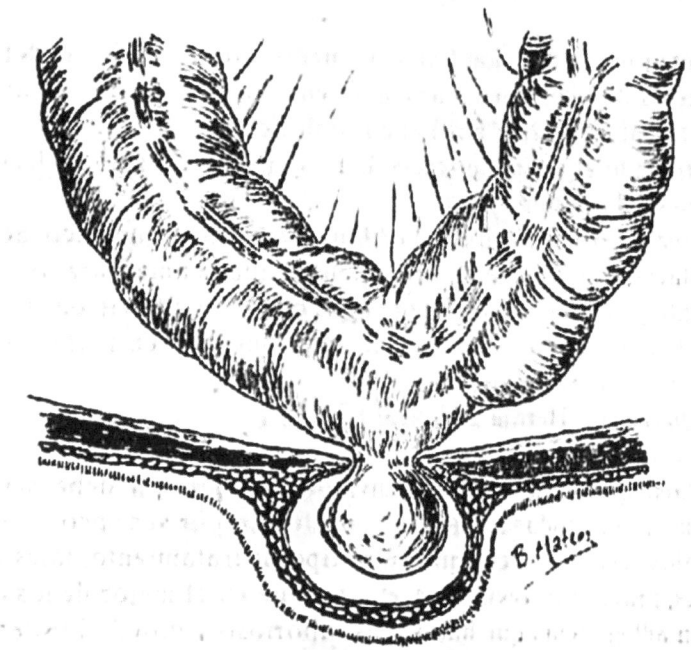

Fig. 1.—Hernia de Littré. estrangulada

Figura 60: *Ilustración del estudiante D. Benito Mateos Nevado sobre un caso de hernia umbilical (Boletín de Zootecnia, 1957, n.º 140).*

FACULTAD DE VETERINARIA DE CÓRDOBA
CÁTEDRA DE CIRUGÍA
Prof. Dr. F. Santisteban

# HISTORIA CLINICA NUM. 6

Trabajo realizado por:
D. JOSÉ GÓMEZ RITE
y D. AMADOR JOVER MOYANO

Figura 61: *Caso clínico presentado por D. José Gómez Rite y D. Amador Jover Moyano (Boletín de Zootecnia, 1959, n.º 157).*

## Jeringas voladoras

En el año 1964 se presentan durante la III Semana Nacional Veterinaria varios traba-jos que incluyen estudios sobre la anestesia a distancia o teleanestesia en toros bravos, los cuales estaban dirigidos por D. Francisco Santisteban y D. Francisco Castejón Calderón (Catedrático de Fisiología), que tutelaban al doctorando D. Juan Zaldivar Ortegas, siendo los primeros registros de este tipo de anestesia en la Facultad (Caste-jón y col. 1964a).

Las denominadas "cap-chur" o "jeringas voladoras" fueron desarrolladas por el ingeniero químico estadounidense Harold Palmer en 1957, e incluía el uso de rifles o pistolas impulsadas por cilindros de $CO_2$ y jeringas de capacidad de 1 a 10 milíme-tros, por lo que la administración de fármacos a animales "fieros y salvajes" dejó de ser una limitación para los veterinarios dedicados a animales de zoo y de vida libre.

Los estudios se realizan con fenciclidina (Sernylan®), que como se verá más ade-lante se trata del primer anestésico disociativo puesto en el mercado, incluyendo los autores en otro estudio los efectos del anestésico en ciervos, gamos y pécaris (Castejón y col. 1964b).

Aportan la descripción de los efectos de la fenciclidina que incluye: salivación, incoordinación motora, temblor muscular, fenómenos de excitación, rigidez muscu-lar, ojos abiertos y centrales, movimiento del pabellón auricular, respiración agitada. El inicio de efecto era de 2-5 minutos alcanzando el decúbito en un plazo de 5 a 25 minutos, la recuperación de la normalidad en un plazo de 5-8 horas. Obviamente, la calidad de la captura anestésica ha ido mejorando, pues, aunque siguen usándose anestésicos disociativos (ketamina, tiletamina), éstos siempre se administran combi-nados con sedantes y analgésicos, lo que proporciona un efecto más predecible y ma-yor seguridad anestésica. El estudio de 1964 es de interés por ser la primera vez a nivel nacional que se empleaban los dardos anestésicos y la fenciclidina.

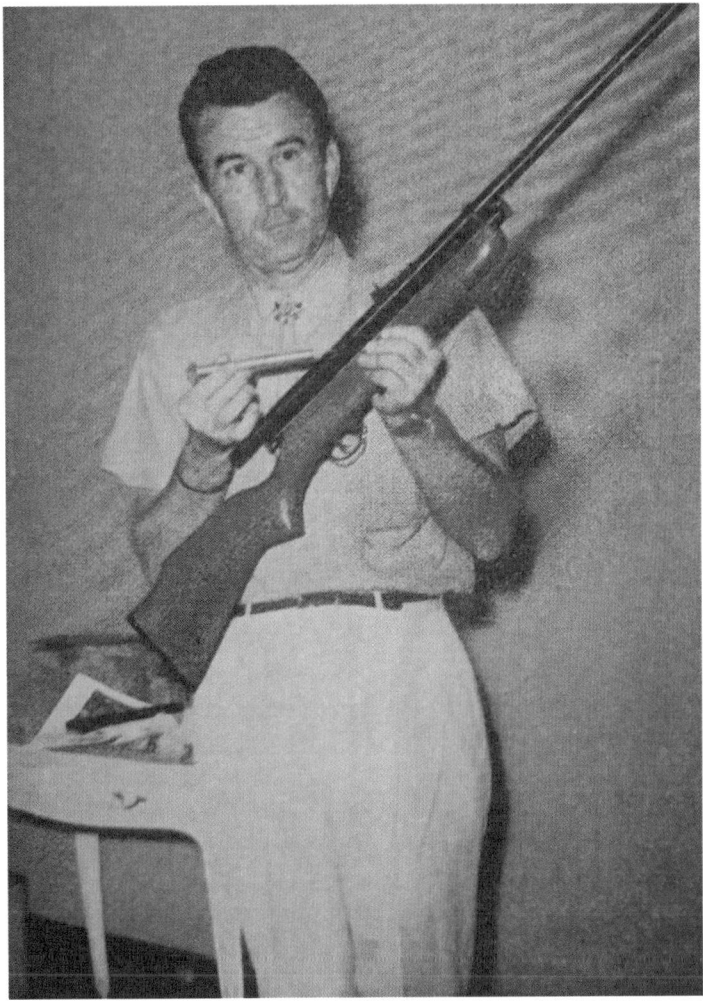

Figura 62: *Harold Palmer con el rifle anestésico y una jeringa voladora*
*(III Semana Nacional de Veterinaria, Córdoba, 1964).*

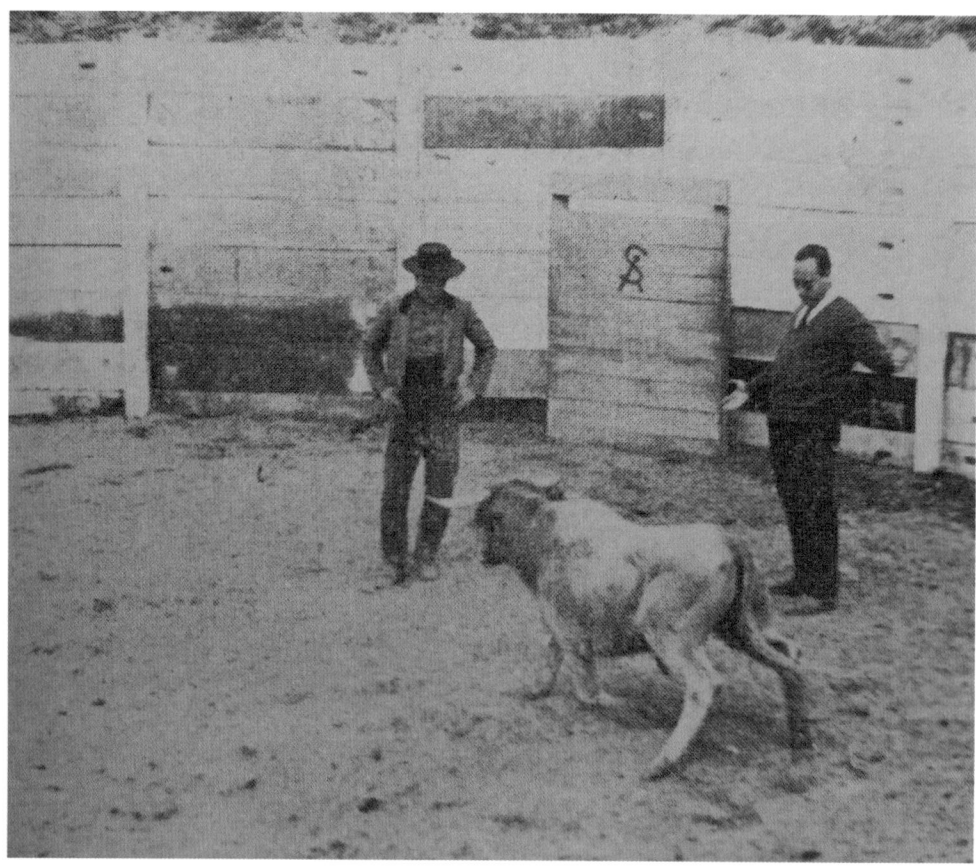

Figura 63: *Incoordinación y efectos de la fenciclidina en el toro*
*(III Semana Nacional de Veterinaria, Córdoba, 1964).*

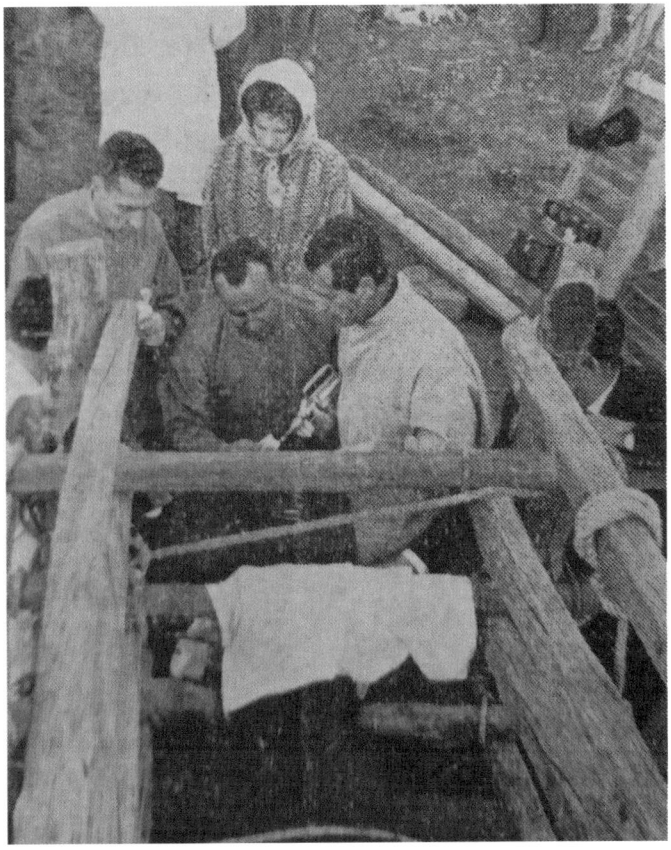

Figura 64: *Los profesores Castejón Calderón y Santisteban García interviniendo a un toro (III Semana Nacional de Veterinaria, Córdoba, 1964).*

## Tesis Doctoral

La Catedrática de Cirugía Dña. Cristina Riber Pérez concluyó su formación doctoral con el trabajo titulado "Estudio diferencial del electrocardiograma equino durante la estación y en el decúbito", por el que obtuvo el Grado de Doctora en 1981, y nos aporta interesantes datos históricos sobre la cirugía y anestesia equina a finales de los años setenta.

Se trata de un estudio clínico en el que se incluyen 70 caballos, con edades comprendidas entre 1 y 25 años, que fueron sometidos a diferentes intervenciones (castraciones, criptorquidia, neurectomía, hernias, hemiplegia laríngea, fistulas y abscesos).

La duración de las cirugías osciló de 5 a 150 minutos, aunque lo normal es que no excediera de 30 minutos (58 casos).

Los protocolos anestésicos empleados fueron diversos en función de las preferencias clínicas del cirujano, destacando el uso de la propionilpromacina y/o xilacina en preanestesia, ocasionalmente junto a morfina o atropina. En la inducción y mantenimiento se empleó mayoritariamente barbitúrico, y en algunos casos hidrato de cloral, ketamina o la combinación etorfina-acepromacina.

Como se verá en el próximo capítulo este trabajo se realiza en un momento de transición de la anestesia del caballo, de ahí que se simultánee el empleo de clásicos anestésicos inyectables (hidrato de cloral, barbitúrico) con la incorporación de la anestesia disociativa (ketamina) y la neuroleptoanalgesia (etorfina-acepromacina). Si este trabajo se hubiera realizado diez o quince años antes la mayoría de los caballos habrían recibido seguramente hidrato de cloral, y ketamina con mantenimiento de halotano si se hubiese desarrollado una década más tarde.

También es de destacar cómo seguía siendo imprescindible la rapidez quirúrgica, pues obtener un plano anestésico adecuado no era factible en todos los casos, de ahí que media hora fuera la duración máxima habitual, y que se corresponde con un dicho de D. Francisco Santisteban *"esto se hace en menos tiempo de lo que tarda en santiguarse un cura loco"*.

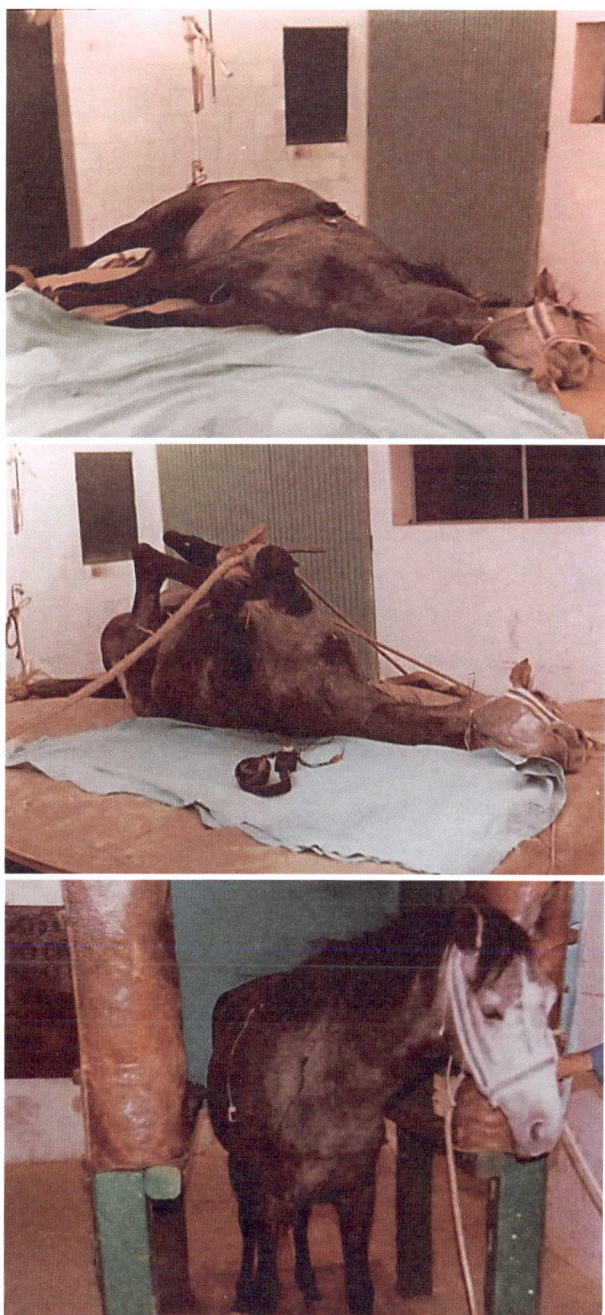

Figuras 65, 66 y 67: *Ilustraciones de la Tesis Doctoral de Dña. Cristina Riber Pérez (1981).*

# Las especies y sus enfermedades

Los animales de compañía, especialmente los perros, nos acompañan desde tiempos remotos. El uso de lobos domesticados permitió al *Homo sapiens* tener una defensa ante contingencias y una ayuda en la cacería. No es fácil establecer por los hallazgos arqueológicos cuando se inició el vínculo, pero todo apunta a que éste se pudo iniciar hace más de 33.000 años en Asia Oriental (Wang y col. 2016). Un estudio reciente apunta que la selección del perro se pudo realizar a raíz de animales que tenían una expresión facial más comunicativa gracias a los músculos ciliares del ojo, ausentes en el lobo, y desde entonces ha estado unido al ser humano a lo largo de todas sus civilizaciones (Kaminski y col. 2019). La domesticación del gato, sin embargo, es algo más reciente, con datos de hace unos 10.000 años en Asia. Del caballo hay múltiples teorías, proponiéndose su domesticación a lomo hace unos 6.000 años, pero podría ser anterior e incluso tener su origen en la Península Ibérica, pues suele ser el animal más representado en los yacimientos de pinturas rupestres, algunas con más de 22.000 años de antigüedad (Pike y col. 2012, Lira Garrido 2019).

La evolución de las reseñas de los pacientes en los Libros de Historias Clínicas son el pulso de la propia sociedad, de cómo se va transformando el entorno rural y las capitales de provincia. En el año 2000, usando las historias clínicas, se realizó un estudio descriptivo de la casuística de la Facultad de Veterinaria de Córdoba durante el periodo 1942-1997, que refleja el paso de la vida agroganadera a la industrial (Regojo Zapata 2000).

La mayor parte de los animales atendidos en la Escuela eran equinos, con especial prevalencia de mulos y burros frente a caballos. La asistencia de pequeños animales era esporádica, pero constante. En el periodo entre 1942 y 1957 los mulos y asnos suponen cerca del 50% de la actividad clínica, los caballos un 30% y el resto de las especies representa un 20%. Los años sesenta y setenta suponen un punto de inflexión, llegando todos los equinos a suponer un 30%, siendo ya esporádica la presencia de asnos y mulos, y disparándose la asistencia en pequeños animales, llegando los caballos a suponer en los años noventa un 13% de la casuística, lo que supone una gran diferencia respecto a la casuística de finales del siglo XIX referida en anteriores capítulos.

El campo necesitaba del trabajo de los animales, y cuando éste se industrializó ya no fueron necesarios. De forma paralela, se llega a la democracia con un espectacular incremento del turismo y con acceso a tendencias internaciones, lo que explica en parte el crecimiento de los animales de compañía, de los perros y de los gatos. Esto no implica que en épocas previas no existiera el concepto de mascotas, todo lo contrario, eran mucho más frecuentes de lo que imaginamos; los perros "lulú" y de raza comenzaron a ser habituales en la Córdoba del siglo XIX, teniendo su origen el "perro faldero" posiblemente en la élite social de la época romana (Colominas 2016). Esa transición también viene marcada por el ascenso de las razas puras equinas desde los años sesenta, con predominancia del caballo de Pura Raza Española.

Las cirugías que con mayor frecuencia se realizaban durante la postguerra abarcaban de forma especial las hernias (ventrales, inguinales, umbilicales), seguidas de las castraciones, que junto con heridas y tumoraciones (abscesos, papilomas, queloides) suponían cerca del 50% de los casos atendidos, pasando en los años noventa la patología musculoesquelética a ser la más frecuente. Esta transformación también obedece al empleo al que estaban destinados los equinos, del esfuerzo de la tracción de un arado se pasó a sus aires naturales exentos de carga, del roce continuado con aperos de labranza al cuero suave y cuidado.

En el caso de los pequeños animales la expansión clínica era evidente en los años sesenta, pues a partir de aquí es cuando comienzan a realizarse cirugías más complicadas (osteosíntesis, intervenciones torácicas), y acontece el boom de los cortes de oreja y rabo, por fortuna ya prohibidos, extendiéndose razas como el bóxer y el dóberman, entre otros.

La anestesia es la que en buena parte permite que las cirugías sean cada vez más minuciosas, que los cirujanos cuenten con más tiempo para abordar patologías impensables a inicios del siglo XX, cuando una cirugía abdominal era de pronóstico grave en la mayoría de los casos.

Además de los équidos y de los pequeños animales, eran atendidas otras especies. Los animales de granja (bovinos, pequeños rumiantes, cerdos) y las aves de corral y domésticas (gallinas, palomas) acudían con cierta frecuencia a las consultas. La clínica del toro bravo tuvo una gran expansión, asistiendo el profesorado a numerosas fincas ganaderas entre los años sesenta y noventa. De forma más ocasional eran atendidos animales de zoológico y de los circos que acudían a la Feria de Nuestra Señora de la Salud, como fue el caso de un dromedario, de varios leones y primates, o de un watusi (bovino africano).

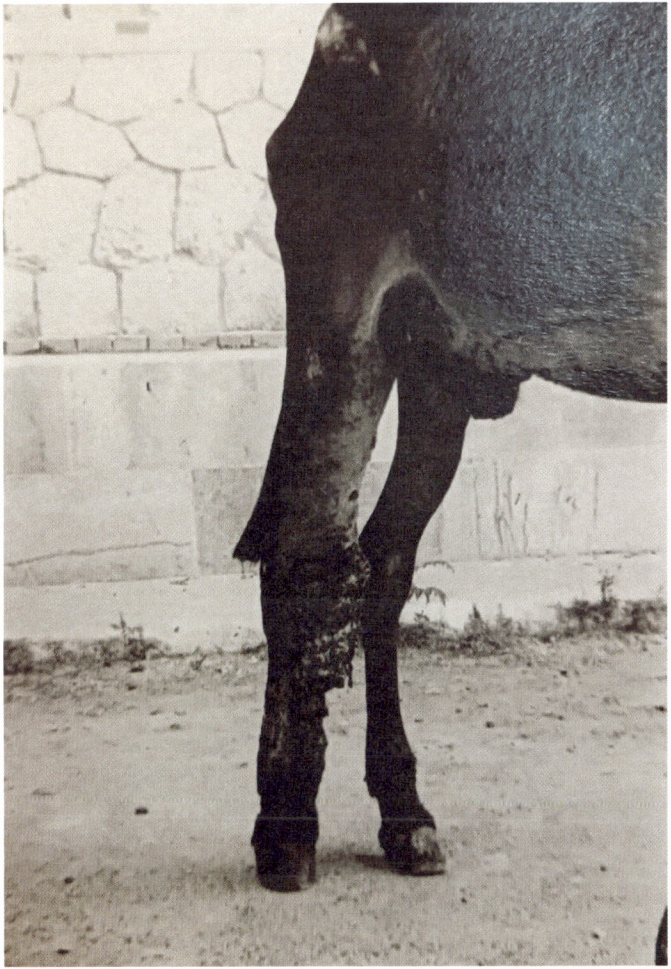

Figura 68: *Burro con "carcinoma" en la extremidad posterior derecha, 1952.*

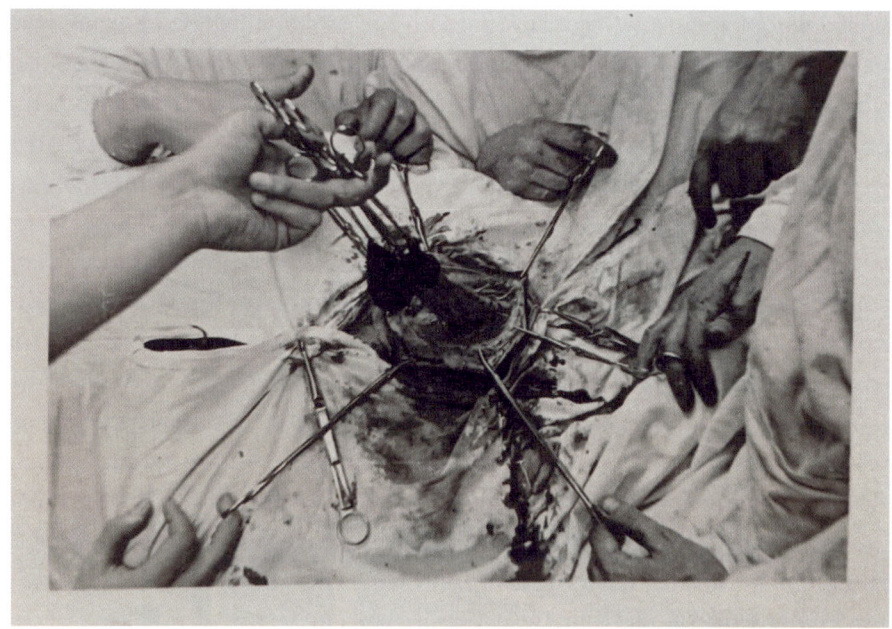

Figura 69: *Cirugía de hernia umbilical de una mula, 1956.*

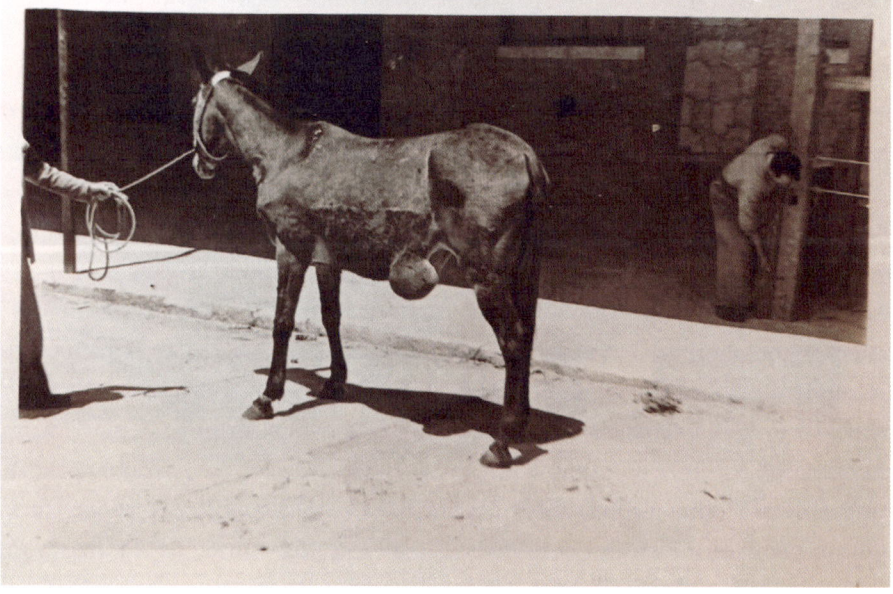

Figura 70: *Hernia ventral en un mulo, 1954.*

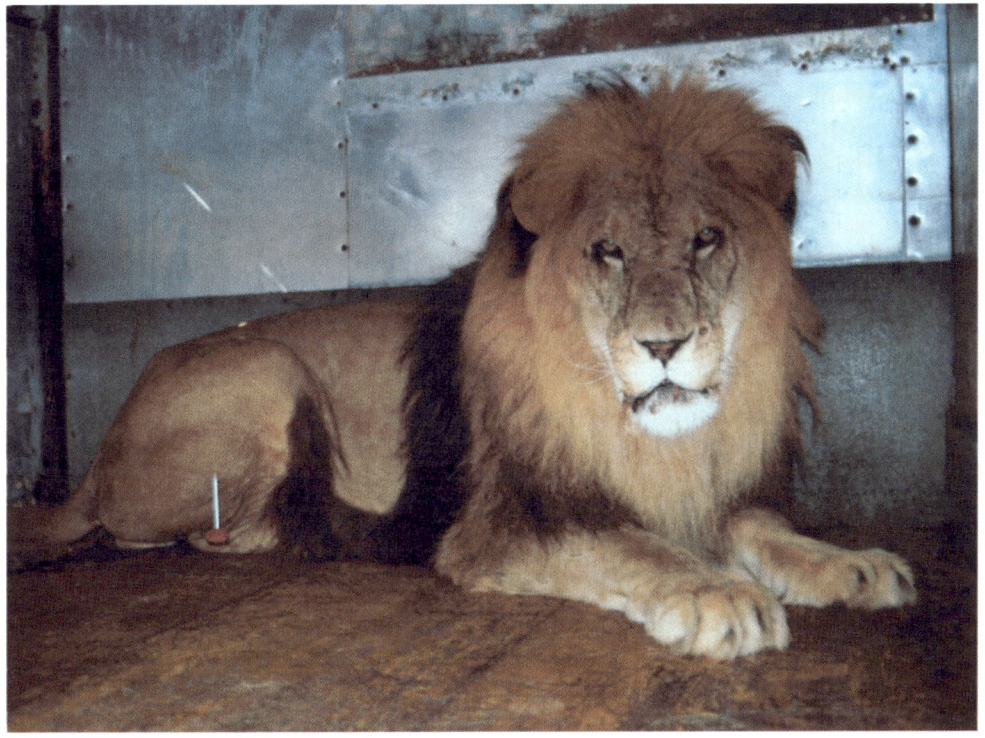

Figura 71: *León del circo itinerante atendido en 1990.*

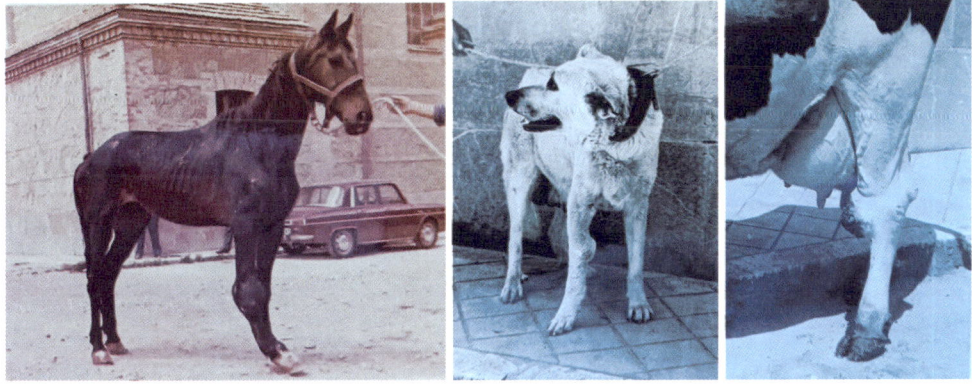

Figuras 72, 73 y 74: *Imágenes de casos clínicos del archivo fotográfico.*

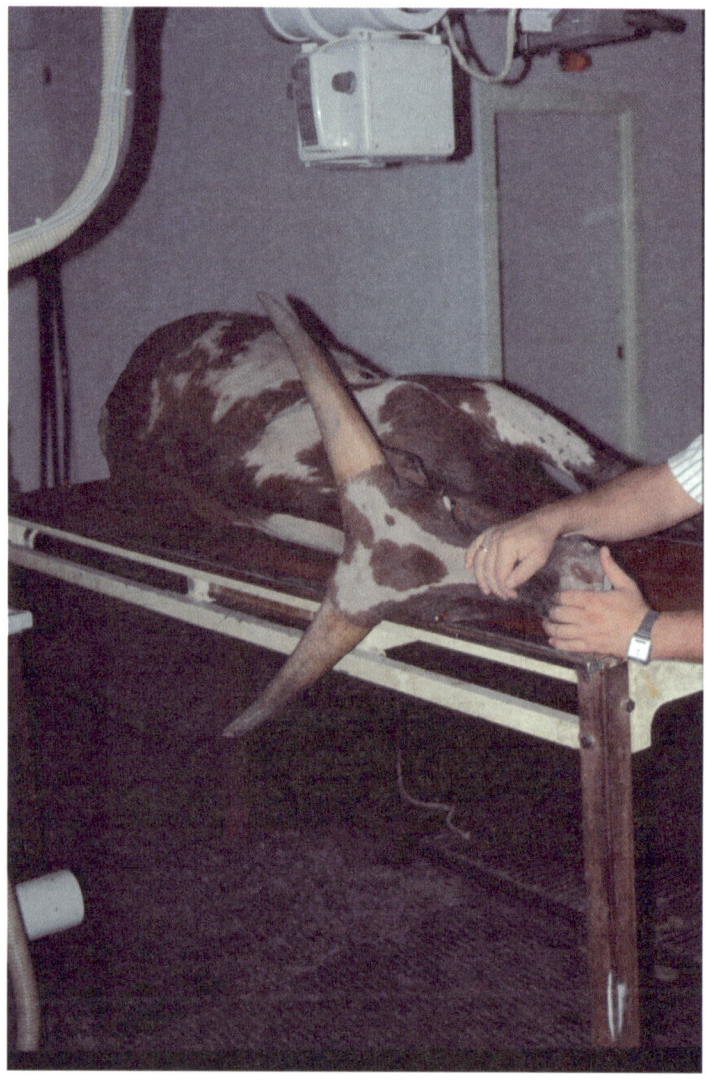

Figura 75: *Estudio radiológico de un Watusi del Zoológico de Córdoba remitido a la Facultad.*

# Los anestésicos inhalatorios

## Éter sulfúrico

El primer registro del uso del éter sulfúrico en la Escuela es del año 1862 por vía oral, "al interior", a una mula castaña de 16 años que padecía indigestión intestinal, y el primer registro como anestesia etérea es de 1946 en una perra de 4 años con pólipos vaginales, presumiblemente linfosarcoma de Stiker. Dado que las historias no se rellenaban minuciosamente y que no se incluye una anotación adicional especificando dicha anestesia, como si fuera algo novedoso, debemos suponer que ya debía ser una práctica habitual el uso del éter por inhalación, como está contrastado en los estudios realizados por D. José Villegas Laguna en los años cuarenta. El último caso anestesiado con éter es del año 1976, un perro pastor alemán de 1.5 años que sufría luxación de húmero.

No existen registros del uso de anestesia inhalada en caballos hasta los años ochenta, por lo que debemos sospechar que la Escuela desechó el uso del cloroformo, que durante la I Guerra Mundial se popularizó entre los veterinarios de los ejércitos europeos, a la vez que se constataban sus efectos secundarios letales en personas. No obstante, el boom de la anestesia clorofórmica se llegó a expandir en algunos centros de medina humana y veterinaria hasta los años cincuenta. No tenemos registros clínicos entre el periodo 1899-1913, por lo que no se puede descartar que se usara en la Escuela, pero es evidente que no formaba parte del botiquín anestésico desde 1913 a pesar de que sí lo siguiera estando en medicina humana. Igual ocurre con el éter, no existen registros de su uso por inhalación en caballos, y todo esto es comprensible, como veremos, gracias a la incorporación del hidrato de cloral.

Los alquimistas no cesaban en preparar sustancias, y la mezcla de etanol con ácido sulfúrico propició la aparición del éter. El árabe Jabir Ibn Hayyan en el año 776 o el español Ramón Llull en 1275 son algunos de los nombres relacionados con la química y alquimia del éter, pero fue Paracelso en 1540, junto a su aprendiz Valerius Cordus, el que describió el efecto del éter en gallinas, en las que inducía un sueño profundo del que despertaban sin secuelas, recomendándolo para aliviar enfermedades dolorosas. Sin embargo, sus escritos y experimentos no fueron recuperados hasta el 1730, siendo el químico August Sigmund Frobenius quien da al producto el nombre de éter, "cielo" en griego, en 1735.

El éter recibió diferentes nombres: aceite dulce de vitriolo, espíritu de éter, vapor de éter, espíritu de éter vitriólico, éter vitriólico, dietiléter y éter sulfúrico. Este hecho hace que su rastreo en la documentación histórica sea dificultoso. Similar ocurre con sus efectos, pues los conceptos de anestesia o analgesia no fueron ampliamente utilizados hasta el siglo XIX, por lo que términos como anodinia, efecto sedativo, efecto nervioso o remedio del dolor también dificultan la búsqueda bibliográfica. Un ejemplo de ello es un preparado alemán de 1732 que contenía éter y alcohol, y llevaba por nombre "licor anodino de Hoffman", "gotas anodinas" o "gotas de Hoffman", que se estuvo usando hasta inicios del siglo XX.

En 1800, el químico británico Humphry Davy publica los resultados que produce la inhalación del óxido nitroso, gas de la risa, proponiendo que pudiera ser beneficioso para las intervenciones quirúrgicas. Años más tarde, en 1818, su discípulo Michael Faraday realiza una similar exposición sobre el éter (Bergman 1992). Durante esos años ambos productos eran usados con frecuencia en el ámbito científico y por la clase alta en celebraciones y fiestas por sus efectos embriagantes, otorgando un estado sublime de paz interior inefable, acompañado de risas espontáneas en el caso del óxido nitroso. En ciertas ocasiones llegó a usarse el éter como bebida alcohólica, pues su obtención era sencilla y económica.

En 1845, como publican diversos tratados, el éter ya era ampliamente conocido por su acción antiespasmódica, analgésica y narcótica en múltiples afecciones respiratorias, odontológicas, nerviosas y digestivas, amén de por el efecto de inconsciencia transitorio similar al inducido al óxido nitroso, aunque simultáneamente se seguían apuntando las bondades del alcohol en las intervenciones quirúrgicas *"como el del brandy y otros espirituosos ardientes"*, así como el del *"Vinum Album Hispanum"* (vino blanco español) (Wood/Bache 1845). El éter también se usó en el siglo XIX, junto al opio, para mitigar la agonía de la muerte: *"ella, tras arreglar los asuntos mundanos que le inquietaban, recibió los consuelos de la religión y, finalmente, bajo la influencia del éter, su espíritu imperceptiblemente tomó su vuelo"* (Tumbull 1879).

La administración de éter se fue perfeccionando a lo largo del siglo XIX, pero fue desde mediados del siglo XX cuando aparecen los primeros vaporizadores de mayor precisión, pues hasta entonces su suministro consistía en el uso de una esponja empapada de producto dentro de un recipiente de cristal o metal del que salía un tubo que se adaptaba a la cara del paciente con una mascarilla, los inhaladores, por lo que el control de su dosificación dejaba mucho que desear, incluso hubo una tendencia a emplearlo vía rectal diluido en agua y también se probó por vía endovenosa. En los años cuarenta aún se usaba por goteo libre sobre una mascarilla de gasa o gamuza colocada en la cara del paciente ("open drop ether"), usándose el oxígeno sólo cuando se presentaba una emergencia acercando el tubo que salía del cilindro a la nariz del enfermo. Hay que tener en cuenta que la intubación endotraqueal se generalizó a partir de los años cincuenta.

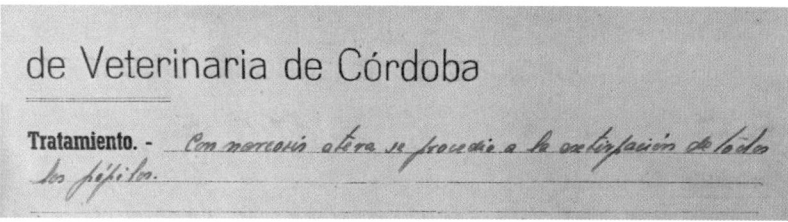

Figura 76: *Registro de 1946 de una anestesia con éter.*

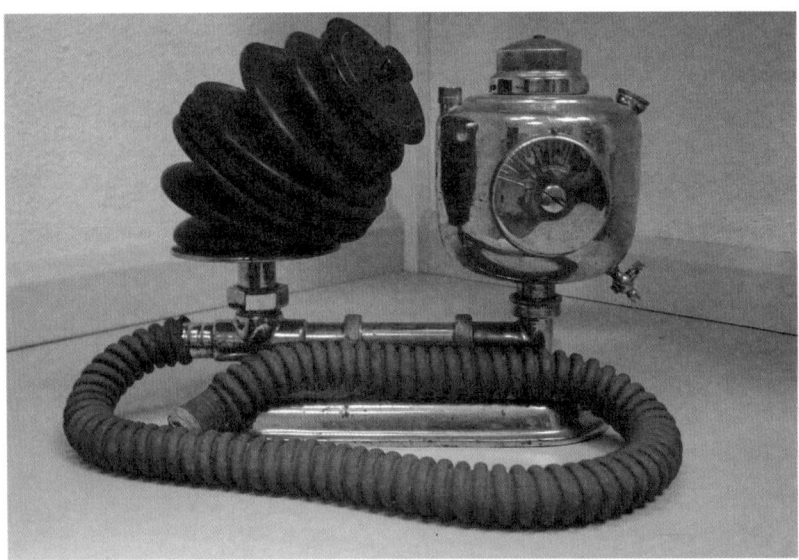

Figura 77: *Vaporizador de éter, años cincuenta (Biblioteca-Museo del Dpto. Medicina y Cirugía Animal, Universidad de Córdoba).*

## Óxido nitroso

La oxigenoterapia en anestesia no empezó a ser una práctica habitual hasta bien pasados los años cuarenta, y durante muchas décadas se empleó el óxido nitroso al 100% por dentistas, por lo que muchas intervenciones finalizaban a la vez que el paciente se estaba recuperando de la hipoxemia inducida. Gas de la risa, gas hilarante o protóxido de nitrógeno son otros nombres por los que es conocido el óxido nitroso, caracterizado más por su efecto relajante y analgésico que por su poder anestésico.

La combinación de ambos gases, oxígeno y óxido nitroso, es lo que propulsó la anestesia inhalatoria, especialmente cuando se le incorporó un anestésico potente, el éter, no siendo frecuente tampoco en esta época el uso de los tubos endotraqueales, sino que la anestesia era mantenida con mascarilla, a pesar de que ya existía en los años cuarenta un diseño de máquina anestésica muy similar a las que actualmente se usan, con caudalímetros de gases medicinales y vaporizador. El óxido nitroso, como coadyuvante, potencia el efecto de los anestésicos de la mezcla, y el oxígeno ofrece la seguridad necesaria para evitar la hipoxemia.

En los Libros de la Facultad no se encuentran alusiones al uso de gases medicinales durante la anestesia, pero aún se conservan en los almacenes del Departamento de Medicina y Cirugía Animal varias botellas de oxígeno y de óxido nitroso de inicios de los años sesenta, así como una máquina anestésica con vaporizador de éter con ambos caudalímetros, por lo que podemos afirmar que las tendencias anestésicas en veterinaria no iban muy descaminadas respecto a los avances que se incorporaban en medicina humana.

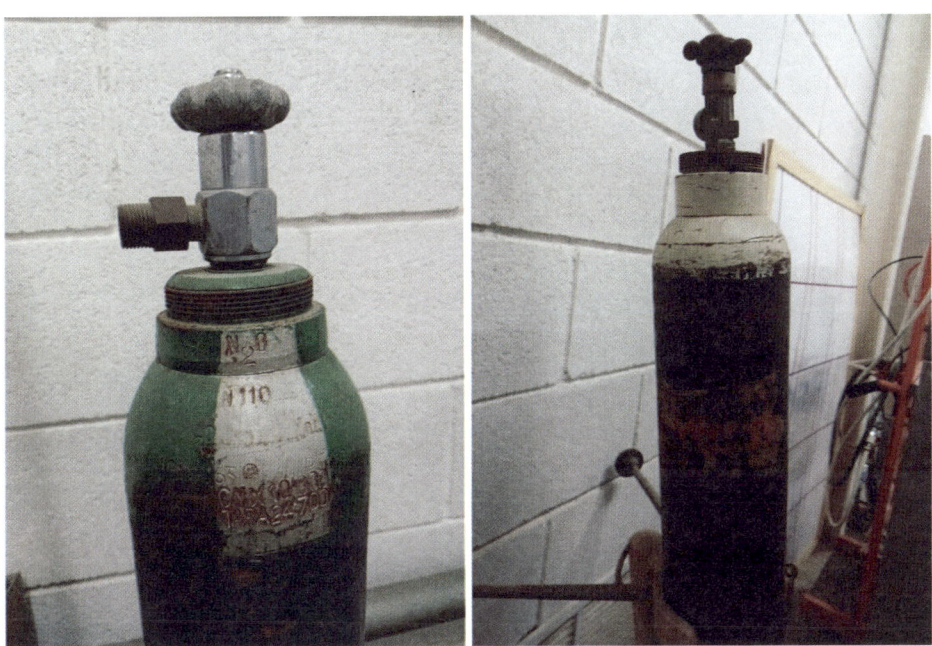

Figuras 78 y 79: *Antiguas bombonas de oxígeno y óxido nitroso*
*(Biblioteca-Museo del Dpto. Medicina y Cirugía Animal, Universidad de Córdoba).*

## Protocolo anestésico

El éter sulfúrico se comercializaba en los años cuarenta y cincuenta en ampollas, aunque también podía adquirirse en frascos de mayor capacidad. La administración en pequeños animales se realizaba inicialmente mediante una campana metálica que disponía de un compartimento multiperforado en el que se depositaba algodón impregnado en éter. La campana se adaptaba a una mascarilla que se ajustaba al hocico del paciente, quedando éste anestesiado en pocos minutos tras realizar varias inhalaciones. No obstante, también se desarrolló una máquina anestesia que incluía un vaporizador de éter, lo que permitía un mejor control de su dosificación durante el mantenimiento anestésico.

Los animales recibían primero una "anestesia base", lo que hoy conocemos como premedicación, consistente en la administración de morfina que permitía manipular más fácilmente al paciente, amén de que evitaba o minimizaba el periodo de excitación que habitualmente se presentaba durante los primeros minutos de la inhalación, y también facilitaba una recuperación anestésica menos agitada. Con frecuencia se combinaba la morfina con atropina, agente que reducía la salivación y las secreciones bronquiales, aunque por las dosis empleadas (5 mg en perros de 20-30 kg) se estima que también era usada por sus efectos alucinógenos y sedantes, similar al efecto de la denominada "anestesia o sueño crepuscular" con el uso de morfina y escopolamina (burundanga) que se popularizó por un periodo corto de tiempo para la asistencia en partos en medicina humana a inicios del siglo XX (Fernández Torres 2023).

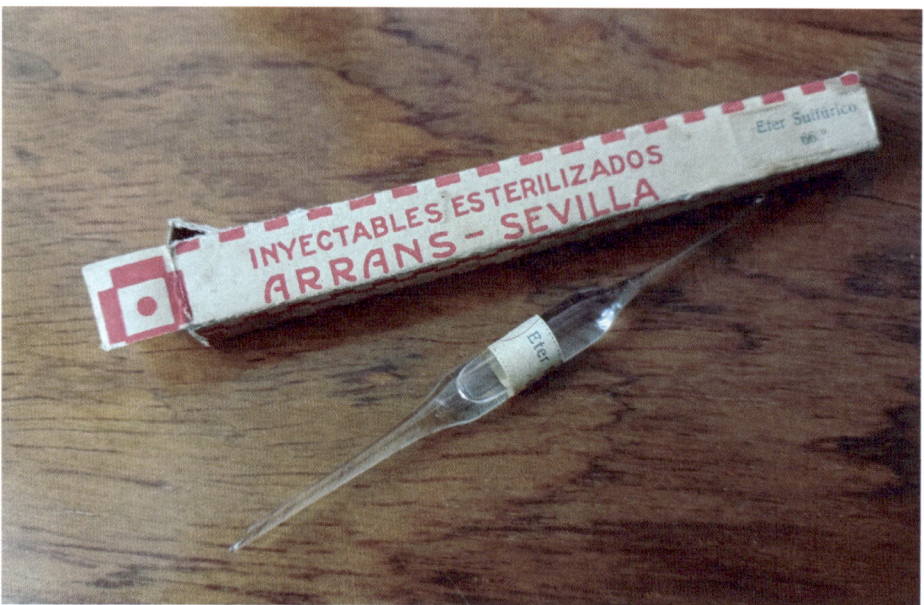

Figura 80: *Ampolla de éter sulfúrico (Biblioteca-Museo del Dpto. de Medicina y Cirugía Animal, Universidad de Córdoba).*

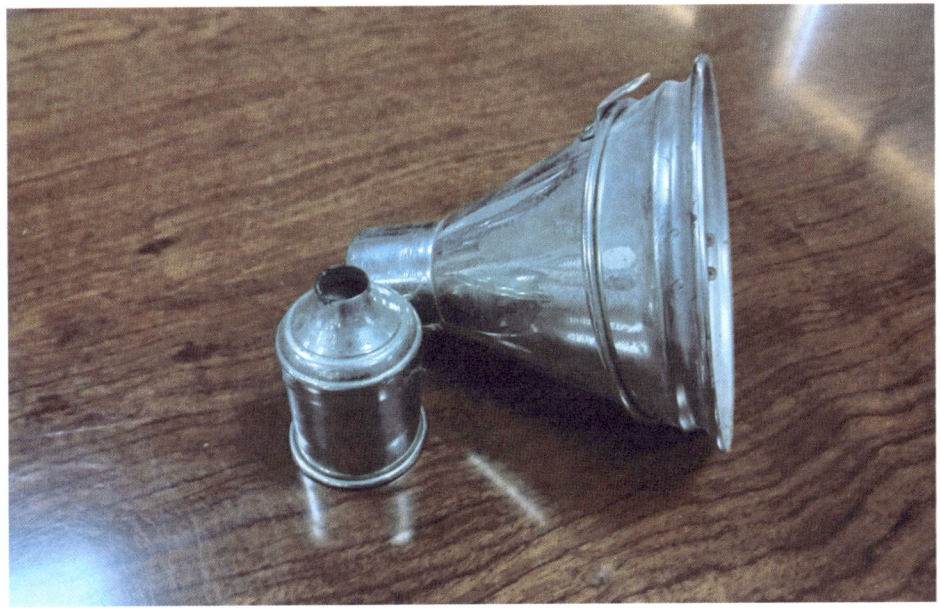

Figura 81: *Campana para suministro de éter (Biblioteca-Museo del Dpto. Medicina y Cirugía Animal, Universidad de Córdoba).*

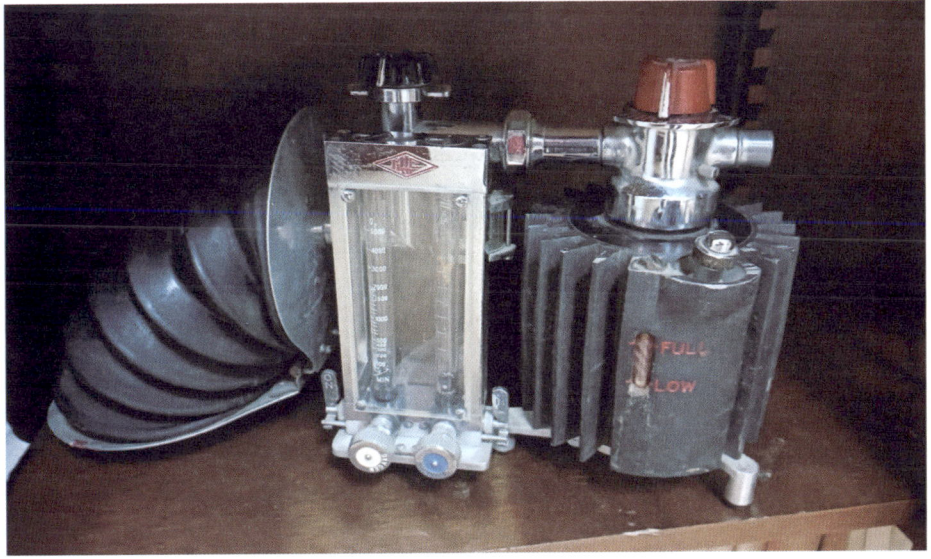

Figura 82: *Máquina anestésica (Biblioteca-Museo del Dpto. Medicina y Cirugía Animal, Universidad de Córdoba).*

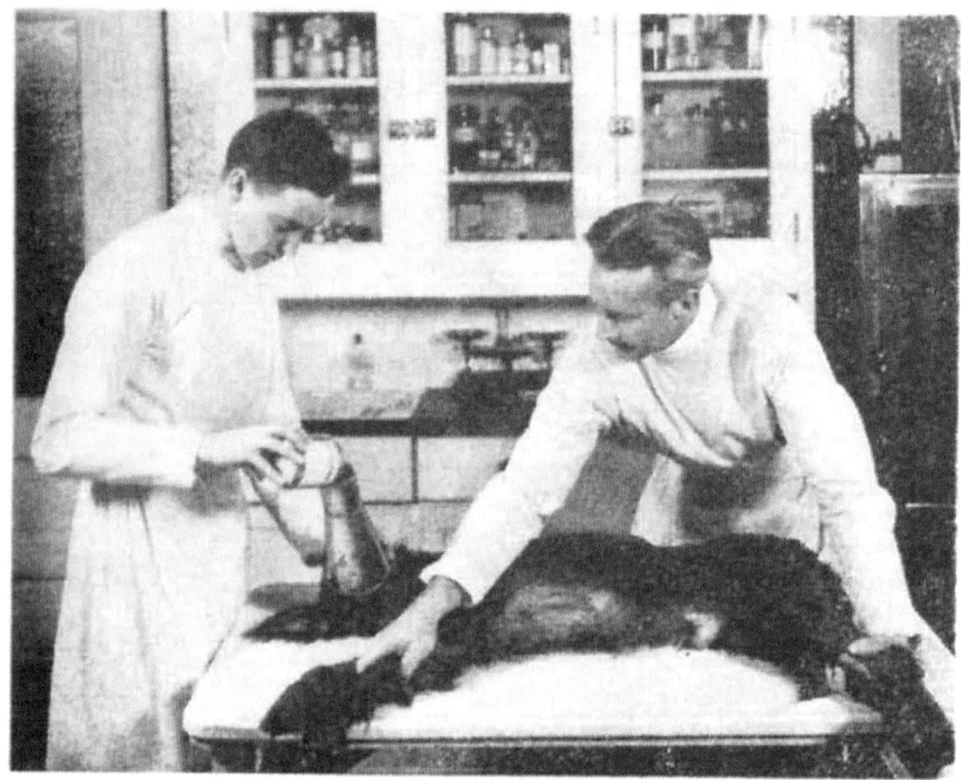

Figura 83: *Inducción anestésica con éter en un perro. Boletín Veterinario Lederle, 1935 (Repositorio Helvia, Universidad de Córdoba).*

## Halogenados

El halotano, sintetizado en 1956, fue sustituyendo progresivamente al éter durante los años setenta. La constancia de su uso en la Facultad de Veterinaria de Córdoba en aquellos años lo tenemos en un vaporizador Fluotec Mark 2 de nuestro museo, que fueron fabricados desde 1958, pero no se refleja su uso en las historias clínicas hasta finales de los años ochenta. A inicio de los años sesenta llegarían los Mark 3 que fueron ampliamente distribuidos en veterinaria.

La incorporación del halotano y los diseños en máquinas anestésicas hicieron que el éter pasara a la historia, pasando el agente halogenado a ser mundialmente usado en el mantenimiento de la anestesia de pequeños y de grandes animales. Es cuando la anestesia inhalatoria adquiere verdadera importancia y una especial dimensión en la anestesia del caballo, hasta entonces habitualmente anestesiado con fármacos inyectables. Frente al éter, el halotano aportaba un mejor control de la dosificación del anestésico y de la profundidad anestésica, lo que permitió implementar más seguridad.

El isoflurano se incorpora muy tímidamente en medicina veterinaria durante los años noventa, pues el cambio por el halotano implicaba la adquisición de un nuevo vaporizador y el coste del producto era excesivo, no siendo específicamente comercializado para veterinaria hasta 2002. Los beneficios principales del isoflurano radicaban en la mejora de las propiedades descritas para el halotano, así como favorecer una recuperación anestésica más rápida y no sensibilizar al miocardio a las catecolaminas asociadas al estrés o excitación anestésica, siendo las aves especialmente sensibles, lo que indujo que zoológicos y centros de recuperación de especies silvestres incorporaran con mayor celeridad el agente. En los registros clínicos de la Facultad de Veterinaria hasta 1990 no se encuentra ninguna reseña referida al uso de isoflurano.

En 1998 el sevoflurano se incorpora en la Facultad, ya en el nuevo Campus de Rabanales, desarrollándose estudios clínicos en pequeños animales, grandes animales, en aves en peligro de extinción y en el lince ibérico, siendo posiblemente el primer centro europeo en extender rutinariamente su uso en la clínica diaria, aunque su verdadera comercialización en veterinaria se demoró hasta el año 2008, pero débilmente debido a su precio. En esa misma fecha también se inició el uso del desflurano, pero se trataba de un agente anestésico con difícil introducción en la clínica veterinaria, pues el coste del producto y el de su vaporizador térmico de grandes dimensiones era muy elevado y no planteaba radicales ventajas frente al sevoflurano.

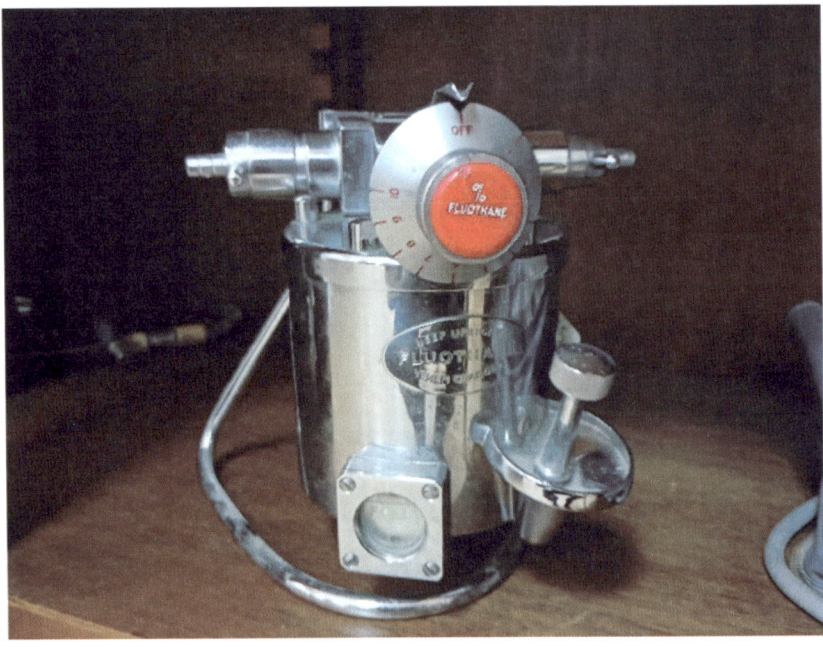

Figura 84: *Vaporizador de halotano Fluotec (Biblioteca-Museo Dpto. Medicina y Cirugía Animal).*

# Los anestésicos inyectables

## Hidrato de Cloral

La anestesia inyectable tiene como protagonista indiscutible al hidrato de cloral, del que se describen sus efectos por vía endovenosa en 1875 por el médico francés Dr. Pierre Cyprien Oré (1828-1889). No obstante, su efecto anestésico era débil respecto al éter y al cloroformo, cuestión que impidió su empleo generalizado y no llegó a tener una verdadera expansión clínica en medicina humana, quedando relegado su empleo como ansiolítico y en el tratamiento del insomnio, sustituyendo al láudano y a otros preparados, así como en formulaciones analgésicas de uso local.

Sin embargo, en medina veterinaria sí tuvo una importancia capital (Anderson 1893). La inestabilidad y excitación que provocaba la anestesia inhalada en caballos vio su salvación con el hidrato de cloral, convirtiéndose en anestésico rutinario en la Escuela y en la Facultad desde los años treinta hasta los años setenta, aunque ya de forma esporádica tras la incorporación del tiopental sódico; encontrándose un único registro de su uso en pequeños animales. Efectivamente, el éter en el perro seguía siendo un anestésico más eficaz que el hidrato de cloral, lo mismo que pasó en humana, pero el cloral en caballos facilitaba un derribo e inducción anestésica controlada sin excitación, con menos riesgo para el personal involucrado en la anestesia, aunque la profundidad anestésica no fuese la idónea. La anestesia raquídea con novocaína se incorporó en la anestesia equina como un complemento al efecto del hidrato de cloral con la finalidad de evitar que el animal se moviera durante las intervenciones abdominales, del tercio posterior y del periné. En intervenciones de la cabeza, cuello y miembro torácico se recurría al uso también de la novocaína, pero en este caso de forma local (infiltración, irrigación) o regional (bloqueo nervioso selectivo).

En 1933 es administrado el hidrato de cloral por vía intraperitoneal a una perra, un caso único y singular. Se trataba de un caso de un tumor mamario que es anestesiado con 5 gramos de hidrato de cloral diluido en agua destilada relatando que "los efectos de la anestesia le duraron desde las 10:45 de la mañana hasta las dos de la tarde", más de tres horas, por lo que recurrieron a "inyectarle subcutáneamente 5 c.c. de aceite alcanforado para reanimarla", aunque la paciente falleció al día siguiente, casi 24 horas más tarde, por un "síncope". Desconocemos si el uso intraperitoneal de cloral era asiduo en la Escuela, no existen más casos descritos, pero es obvio que el detenerse en describir el suceso implica que este tipo de accidentes no eran frecuentes.

En 1916 se registra la administración de hidrato de cloral en enema a una mula castaña de 8 años que padecía tétanos. Similar ocurre en 1917 y en 1920 con un mulo y un burro respectivamente, y en 1956 como tratamiento de una intoxicación en una perra. El efecto calmante y relajante que proporcionaba el cloral era beneficioso para controlar animales excitados y prevenirles autolesiones por caídas. El hidrato de cloral también podía ser administrado vía oral, pues se adquiría en escamas o en gránulos. Se recomendaba diluido en aceite de linaza para los cólicos y cualquier tipo de dolor abdominal. En los "animales inferiores", el perro, sus indicaciones incluía además la intoxicación por estricnina.

El primer registro como agente anestésico lo encontramos en la intervención de una hernia ventral en un caballo de 2.5 años en 1951, en la que también se usa novocaína como anestesia regional, aunque sabemos que ya era utilizado como mínimo desde los años cuarenta. En 1978 obtenemos el último registro del uso de cloral, pero se trata de un caso aislado, no existiendo ningún otro apunte sobre este anestésico desde los inicios de los años sesenta. Se trataba de un caballo de Pura Raza Española de 6 años que presentaba una hernia inguinal y en el que se sigue un protocolo anestésico estandarizado, usando como preanestésicos la atropina y la propionilpromacina (Combelen®), el tiopental sódico como inductor anestésico y el hidrato de cloral en el mantenimiento.

Durante la I Guerra Mundial, en la que se movilizaron millones de equinos para la caballería, así como para el transporte de tropas y material, los cuerpos de veterinaria militar usaban cloroformo o hidrato de cloral para intervenir a los individuos heridos, siendo un verdadero campo de pruebas de la anestesia en grandes animales en el que se basaron a posteriori los veterinarios para definir sus pautas anestésicas. En los años cuarenta es cuando se establece un protocolo relativamente estandarizado para el uso del hidrato de cloral, señalando que el derribo con este anestésico es más humano que arrojar al animal al suelo por la fuerza plenamente consciente, minimizando los riesgos personales asociados al forcejeo sin anestesia; los vídeos en línea de Wellcome

Collection (Londres) son una prueba de aquellos forcejeos (Cloroformo en caballos, 1930).

El hidrato de cloral era diluido al 10% con agua destilada o solución salina y posteriormente se esterilizaba por ebullición en un recipiente de un litro. Se introducía una aguja en la vena yugular, que se conectada por una goma al recipiente y por gravedad se iba administrando el hidrato de cloral, obteniendo su efecto en unos cuatro minutos tras ser administrados unos 750 ml de la dilución. Obviamente este procedimiento no siempre era infalible, pues requería que el caballo no se moviera y que la aguja no se saliera de la yugular, de forma que en animales más intranquilos se optaba por su derribo mediante métodos físicos, a la fuerza, y una vez en decúbito y bien sujeto el caballo era cuando se canalizaba la vena y se administraba el hidrato de cloral. El cloral era irritante y su extravasación provocaba flebitis y reacciones en el tejido perivascular, por lo que era imprescindible asegurar su administración endovenosa (Wright 1944).

En 1946 se popularizó en la inducción anestésica del caballo una combinación comercial que contenía hidrato de cloral, sulfato de magnesio y pentobarbital (Equithesin®) (Sharda y col. 1994), que ofrecía un derribo con más garantías y seguridad, aunque su uso se iría diluyendo conforme surgieron los sedantes y los anestésicos disociativos. En España se comercializó un producto como anestésico general de similar composición por los laboratorios Iven (Anestésico General Iven®), indicado tanto para pequeños como grandes animales. Esta combinación aún se usa ocasionalmente en grandes animales y en animales de laboratorio en algunos países.

Debemos lamentar un caso de suicidio en 1904 de un veterinario de Córdoba, antiguo alumno de la Escuela, que fue materializado por la ingesta de morfina e hidrato de cloral, siendo posiblemente el primer caso de suicidio de un veterinario usando anestésicos. Con posterioridad, en 1928 en Cantabria, un veterinario se seccionó el cuello tras realizarse previamente una infiltración local con cloruro de metilo, no encontrándose más casos en el rastreo realizado en la Biblioteca Virtual de Prensa Histórica (Ministerio de Cultura y Deporte).

## Tiopental sódico

La introducción de los barbitúricos en anestesia desplazará al hidrato de cloral. Inicialmente los barbitúricos fueron usados para el tratamiento de alteraciones neurológicas y rápidamente se introdujeron en el alivio de la ansiedad y en la terapia del insomnio, aspecto que llevó a su abuso generalizado y a reportarse casi un fallecimiento al día a causa de los barbitúricos en Nueva York durante los años cuarenta. Los barbitúricos supusieron una revolución de la anestesia en medicina humana, suponiendo un punto de transición entre la anestesia inhalada y la anestesia intravenosa, puesto que los agentes inhalatorios de aquellos años eran potencialmente explosivos (ciclopropano) y tóxicos (metoxiflurano). El tiopental sódico, también conocido como pentotal (Tiobarbital®) se introdujo durante estos años de forma progresiva en la inducción y mantenimiento anestésico, dejando atrás a otros barbitúricos de acción prolongada (pentobarbital, fenobarbital) o con efectos neuromusculares adversos (hexobarbital).

En los libros de la Facultad de Veterinaria de Córdoba encontramos el primer apunte del uso de tiopental en el perro en el año 1962 y en 1965 en el caso del caballo, coincidiendo con apuntes esporádicos del uso de éter y de hidrato de cloral, pero tenemos constancia del uso de los barbitúricos desde los años cuarenta de la mano del estudio de D. José Villegas Laguna. Por vez primera nos encontramos con una pauta anestésica que es usada indistintamente en varias especies. El tiopental será un producto anestésico indispensable en pequeños animales hasta la década de 1990, en la que será sustituido por el propofol. En el caso de los équidos era usado rutinariamente hasta finales de los años ochenta, aunque ya compartiendo escenario con la ketamina.

El tiopental permitió realizar inducciones anestésicas seguras en el caballo, y su inclusión en el mantenimiento fue desplazando el uso rutinario de la raquianestesia, pues la profundidad anestésica otorgaba la completa inmovilidad del paciente. Los veterinarios consiguieron mayor seguridad personal con el uso de este producto en la mayoría de los casos. Frente al hidrato de cloral su ventaja fundamental radicaba en su manejo, pues con 1 gramo de tiopental diluido en 10 o 20 ml de suero era suficiente para llevar a un caballo al suelo en aproximadamente un minuto.

Debemos destacar los estudios realizados con la combinación denominada "Cap-Chur-Bar" destinada a usarse en dardos anestésicos y que estaba compuesta por pentobarbital sódico y escopolamina, empleándose en la captura de animales de vida libre (Henry/Matschke 1968) y que fue evaluada por vía intramuscular en el perro en 1964 por el Catedrático de Fisiología D. Francisco Castejón Calderón junto al doctorando D. Juan Zaldivar (Castejón/Zaldivar 1964), en el que se destacaba la presencia de taquicardia en todos los casos evaluados y que, a falta de más experiencias, podría constituir un protocolo opcional de inmovilización.

## Anestésicos disociativos

Simultáneamente a la introducción del tiopental sódico acontece la introducción del primer anestésico disociativo del grupo de la ciclohexilaminas, la fenciclidina (Sernyl®, Sernylan®), popularmente conocido como "polvo de ángel". Sus efectos adversos psicológicos y su prolongada acción evitaron su difusión en medicina humana, pasando posteriormente su comercialización a veterinaria, pero su uso fue prohibido definitivamente en los años setenta. No obstante, su principal ventaja radicaba en que podía ser administrada por vía intramuscular, cuestión que permitía su uso en pacientes peligrosos.

Los Libros de la Facultad nos informan que la fenciclidina fue empleada desde el año 1966 hasta el 1979, siendo usada preferentemente en pequeños animales, no teniendo registros de su uso en el caballo y tan solo dos casos en cerdo y vacuno. El primer caso se trató de una intervención de cesárea en una perra, y el último en una reducción de fractura de cúbito y radio en un podenco de dos años. Llama la atención de su empleo en un mono y en ocho leones. Los espectáculos circenses incluían animales y los domadores de leones solicitaban con frecuencia los servicios veterinarios para castrarlos, así como para recortarles garras y colmillos, procedimientos que no procede descontextualizar. En mayo de 1990, durante la Feria de Nuestra Señora de la Salud de Córdoba, el profesorado de cirugía utilizó por última vez la fenciclidina, una ampolla que aún conservaban en su almacén y que usaron para anestesiar a un león macho del circo.

La ketamina se sintetiza en 1962 con la ventaja de carecer de los efectos psicóticos de la fenciclidina, difundiéndose su uso en humana y muy especialmente en veterinaria. Se trata de un anestésico que aún hoy sigue siendo esencial para el veterinario con dedicación a grandes animales, a animales de zoo y a animales de vida libre, y no debe faltar en el botiquín de las clínicas de pequeños animales para aquellos pacientes en los que sea dificultoso acceder a una vía venosa, especialmente en animales agresivos y ferales. Su facilidad de uso respecto a la dosificación y que pueda ser administrado indistintamente por vía endovenosa o intramuscular supone un beneficio indiscutible en diversas situaciones clínicas, que incluye el uso de dardos anestésicos con cerbatanas o pistolas anestésicas (teleanestesia).

Debemos reconocer que si la ketamina hubiera sido sintetizada veinte años antes no hubiera tenido la expansión de la que gozó a partir de los años sesenta, pues su principal efecto secundario es la rigidez muscular y la excitación. Sin embargo, el fármaco surge prácticamente a la vez que los sedantes fenotiacínicos y los alfa-2 agonistas, los cuales permitieron el uso más garantista de la ketamina, pues contrarrestaban eficazmente sus efectos adversos. Desde primera hora se consideraba cruel administrar ketamina sin sedante a un animal, y desde bien temprano se recomendó en todas las ocasiones y en todos los casos su uso combinado con tranquilizantes, tal y como actualmente se sigue haciendo.

Con la ketamina viene un término que se ha popularizado hasta nuestros días: las combinaciones anestésicas. Esas combinaciones, realizadas en una misma jeringa, con ketamina y sedante, o con ketamina, sedante y analgésico, supusieron una técnica sencilla para la anestesia de pequeños animales que perduró más en el tiempo en el caso del gato, y que se mantiene en la anestesia de captura de animales de zoo y silvestres. Siempre que sea posible se recomienda proporcionar primero al paciente la sedación para reducir aún más los efectos adversos de la ketamina, siendo esta una pauta habitual en caballos desde los años setenta.

La ketamina tiene su aparición en los Libros de Historias Clínicas de la Facultad en el año 1982 en la anestesia de un parto distócico en una perra de año y medio, siendo en esta ocasión combinada con propionilpromacina y con xilacina (Rompun®). No se incorporó de forma habitual en la anestesia del caballo hasta finales de los años ochenta, pues el efecto relajante del tiopental era netamente superior y algunos estudios desaconsejaban su uso a pesar de combinarla con xilacina (Muir y col. 1977). La incorporación del gliceril guayal éter, de las benzodiacepinas y de los potentes sedantes alfa-2 agonistas (detomidina, romifidina), permitieron mejorar la calidad anestésica de la ketamina convirtiéndose desde los años noventa en un producto rutinario en caballos.

La combinación comercial tiletamina-zolacepam (Zoletil®) tiene su aparición clínica durante los años noventa tras su registro en 1987. La tiletamina, más potente que la ketamina, se puso en el mercado con una benzodiacepina, zolacepam, para contrarrestar sus efectos adversos de rigidez muscular, pero la combinación no llega a ofrecer una adecuada calidad anestésica, por lo que resulta casi obligatorio combinarla con sedantes alga-2 agonistas y/o analgésicos opioides. Se utilizó con relativa frecuencia en la anestesia de pequeños animales y ocasionalmente en équidos, pero donde tuvo su mayor interés clínico fue en la captura de animales de zoo y de vida libre, incluido el toro bravo, siendo aún hoy una herramienta imprescindible en esos animales. A finales de los años noventa el profesorado de la Facultad realizó numerosas actuaciones en el Zoológico de Córdoba y en el de Jerez de la Frontera, en las que se empleó el producto en múltiples circunstancias clínicas en distintas especies animales combinándolo con nuevos sedantes con la finalidad de mejorar su calidad anestésica (Galka y col. 1999).

## Propofol

El propofol sustituyó al tiopental y a la ketamina en la anestesia de pequeños animales, y se incorpora en la Facultad en el año 1992, estando tres años más tarde protocolizado en la mayoría de los casos clínicos como inductor anestésico. El registro veterinario se obtuvo en 1999, pero su comercialización no se normalizó hasta el año 2004. Gracias a su amplísimo margen de seguridad, es un producto que se ha convertido junto al isoflurano en "chicos para todo" en la clínica del perro y del gato, incluso en animales de alto riesgo anestésico.

El propofol no ha conseguido desbancar a la ketamina en la anestesia equina, pues su rápida metabolización hace que no sea un producto que otorgue la seguridad personal necesaria durante el derribo de un caballo o en intervenciones de corta duración, existiendo un riesgo manifiesto de que el animal se despierte. No obstante, en potrillos, en los que la peligrosidad es mucho menor, sí constituye un inductor anestésico alternativo a la ketamina.

## Succinilcolina

Un producto que llama la atención en los registros es la succinilcolina (Anectine®). Se trata de un bloqueante neuromuscular despolarizante con un inicio de acción rápida y una duración corta de efectos. Observamos que su uso fue registrado en cinco ocasiones entre 1970 y 1981. En un mulo y en dos caballos se usaron junto a tiopental sódico, y en dos perros junto al éter. Su inclusión viene justificada por la insuficiente calidad anestésica que proporcionaban por sí mismos los anestésicos, pues la premedicación anestésica era suave en ausencia de sedantes potentes y no ejercía un efecto sinérgico. Es un excelente relajante muscular que facilita la intubación endotraqueal, pero debido a que induce apnea no se ha extendido su uso en veterinaria por no someter a nuestros pacientes de forma rutinaria a ventilación mecánica, no describiéndose ningún accidente en los casos comentados anteriormente.

La succinilcolina fue empleada ocasionalmente en teleanestesia durante los años sesenta como alternativa de la fenciclidina con la finalidad de proporcionar una mejor relajación muscular de los individuos. No obstante, la parada respiratoria e incluso la muerte eran complicaciones que se describieron con su uso, como aporta el trabajo realizado en ciervos y gamos por el Servicio Nacional de Pesca Fluvial y Caza en 1964.

Desde finales de los años cincuenta fueron numerosos los estudios encaminados a mejorar la inducción y profundidad anestésica, especialmente en équidos. De esta forma proliferan estudios con barbitúricos o con guaifenesina y los primeros con promacina. Como veremos, con la llegada de los tranquilizantes se resolvió gran parte del problema.

En 1998, con el nuevo equipamiento del Hospital Clínico Veterinario, se incorporó de nuevo el uso de los curares, pero en este caso de la mano de los bloqueantes no despolarizantes en la anestesia del caballo y del perro en cirugía ocular, abdominal y osteosíntesis.

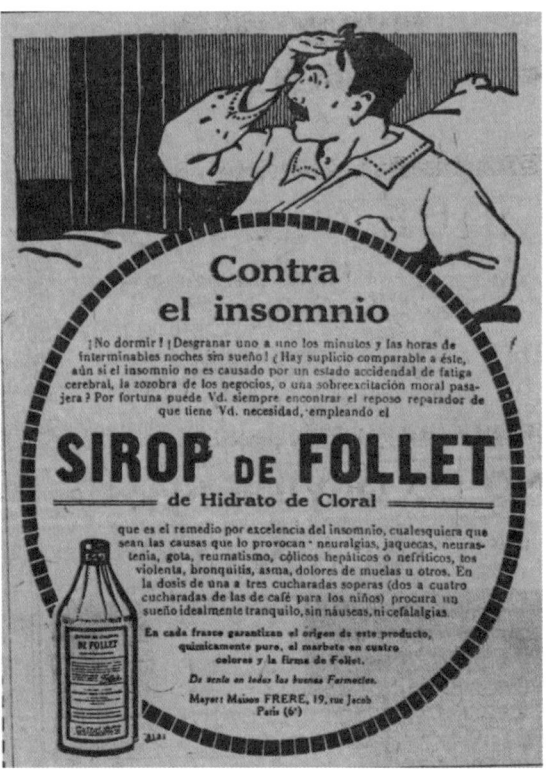

Figura 85: *Publicidad del hidrato de cloral para el insomnio (Diario de la Marina –periódico oficial del apostadero de La Habana–. Año XCIV, número 195, 15 de julio 1926), (Biblioteca Virtual de Prensa Histórica, Ministerio de Cultura).*

# FARMACIA
## de D. Juan Rodriguez Hernandez,
### calle Mayor, número 22, ALICANTE.

## A los señores Veterinarios, Agricultores y ganaderos.

En esta acreditada casa se encuentran en depósito el tan renombrado tópico de Fuentes, el tópico potencial ó fuego epispástico de Miravete Alcañiz, el linimento Boyer-Michel, el linimento Geuaud, el Alonso Ojea y otros que tan buenos resultados dan para combatir las pleuresías, neumonías, agriones, artritis, alifafes, contusiones en general, esparavanes; lamparones, reumatismos, quistes, sobre huesos, tendonitis, vejigas, etc.

Tambien se halla en depósito el Elixir anti-cólico á base de hidrato de cloral del Sr. Mirabete Alcañiz, el cual se emplea como remedio eficaz para combatir los cólicos, meteorismo, timpanitis, etc.

Figura 86: *Publicidad del hidrato de cloral (El Constitucional-diario liberal-. Año XVI, número 4309, 7 de septiembre de 1882), (Biblioteca Virtual de Prensa Histórica, Ministerio de Cultura).*

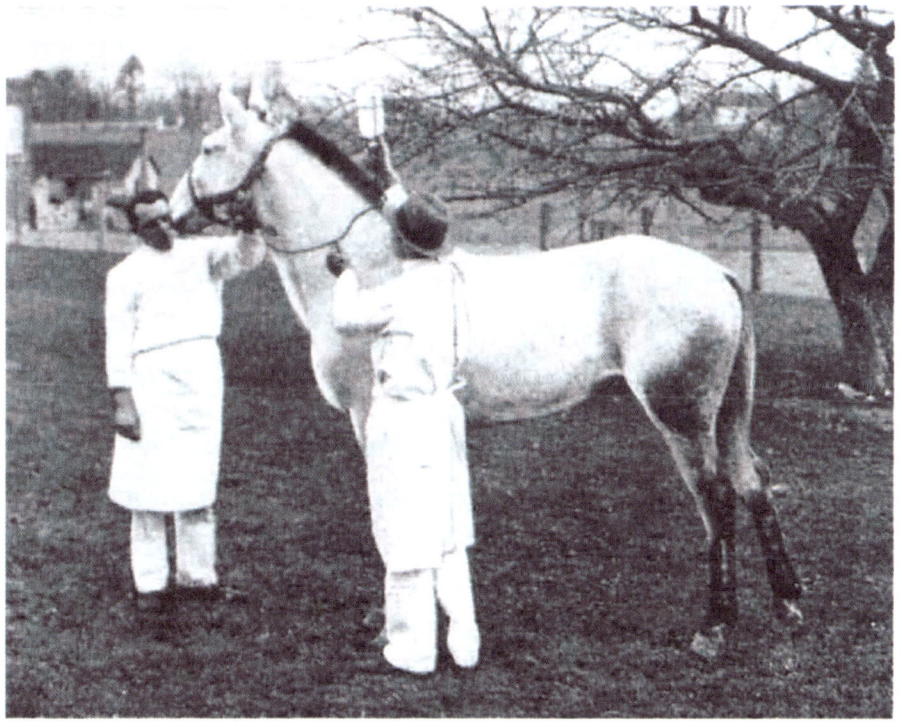

Figura 87: *Inducción anestésica con hidrato de cloral en un caballo. Boletín Veterinario Lederle, 1935 (Repositorio Helvia, Universidad de Córdoba).*

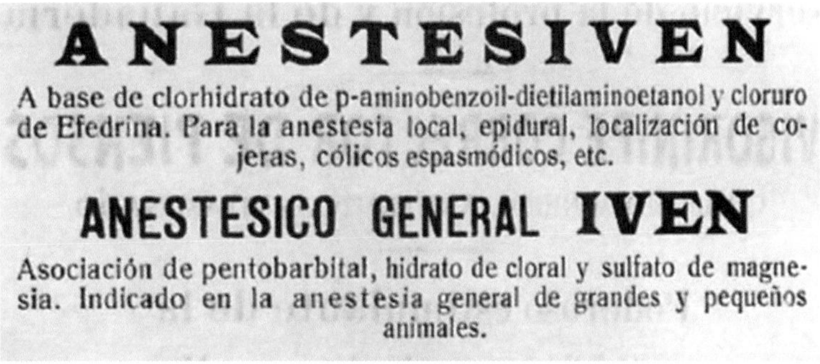

# ANESTESIVEN

A base de clorhidrato de p-aminobenzoil-dietilaminoetanol y cloruro de Efedrina. Para la anestesia local, epidural, localización de cojeras, cólicos espasmódicos, etc.

## ANESTESICO GENERAL IVEN

Asociación de pentobarbital, hidrato de cloral y sulfato de magnesia. Indicado en la anestesia general de grandes y pequeños animales.

Figura 88: *Publicidad de los laboratorios Iven en el Boletín de Zootecnia, 1953 (Repositorio Helvia, Universidad de Córdoba).*

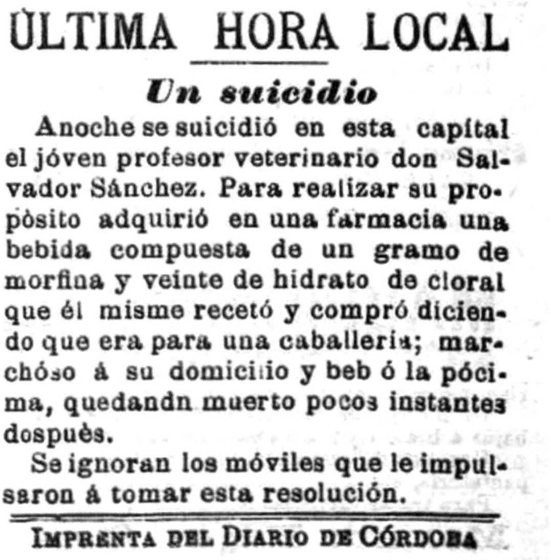

# ÚLTIMA HORA LOCAL

## *Un suicidio*

Anoche se suicidió en esta capital el jóven profesor veterinario don Salvador Sánchez. Para realizar su propòsito adquirió en una farmacia una bebida compuesta de un gramo de morfina y veinte de hidrato de cloral que él mismo recetó y compró diciendo que era para una caballería; marchóso á su domicilio y bebó la pócima, quedandn muerto pocos instantes dospuès.

Se ignoran los móviles que le impulsaron á tomar esta resolución.

IMPRENTA DEL DIARIO DE CÓRDOBA

Figura 89: *Noticia del suicidio de un veterinario (Diario de Córdoba de comercio, industria, administración, noticias y avisos. Año LV, número 16249, 6 de julio de 1904), (Biblioteca Virtual de Prensa Histórica, Ministerio de Cultura).*

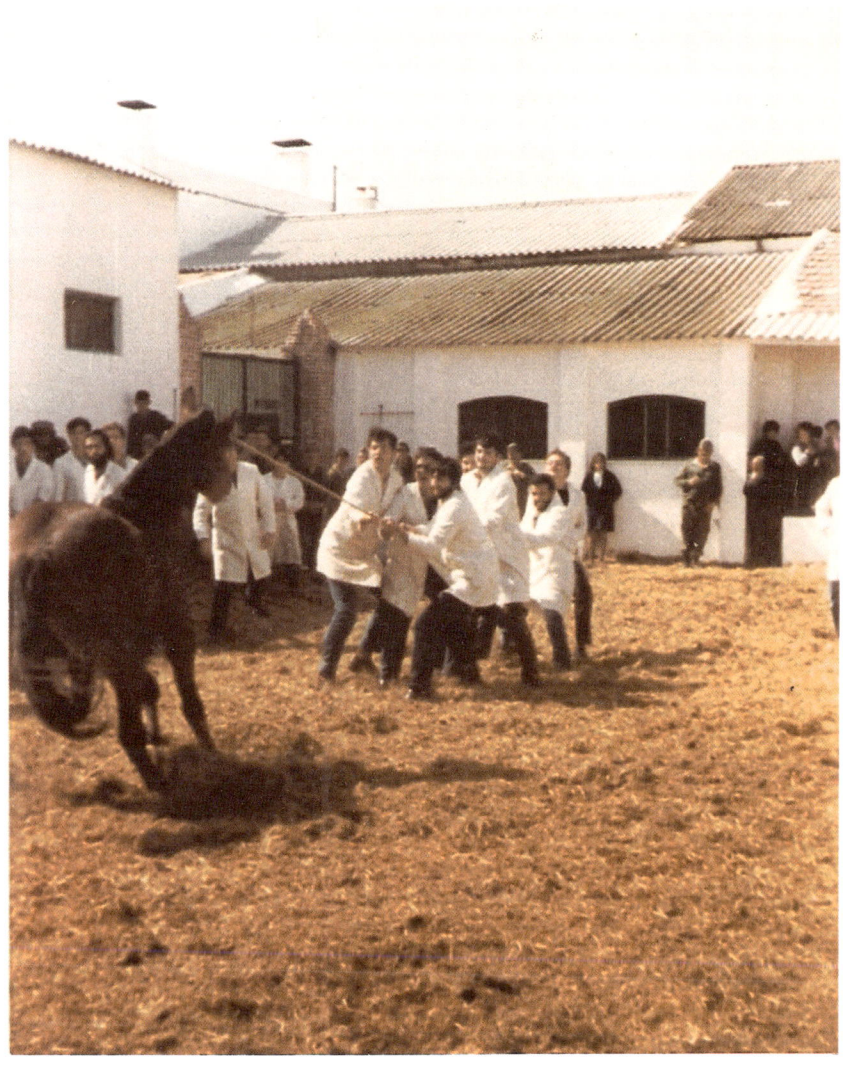

Figura 90: *Castraciones en la Yeguada Militar Las Turquillas (Écija), actuando como ayudante el actual Catedrático de Cirugía José M.ª Santisteban (años setenta).*

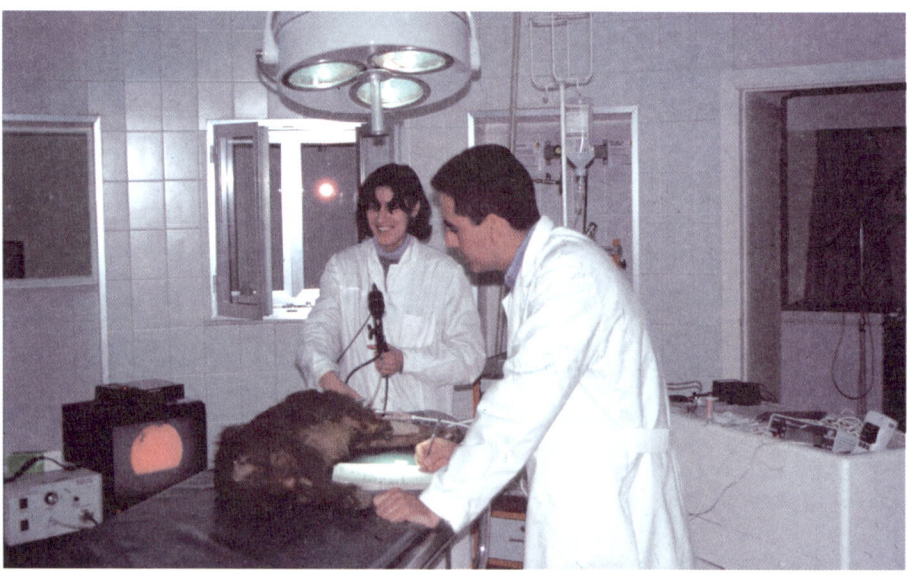

Figura 91: *El actual Catedrático de Anestesiología D. José Ignacio Redondo monitorizando una anestesia en un caso de endoscopia digestiva realizada por la Profesora Titular de Patología Médica Dña. Rosario Lucena Solís. Se trataba de un caso de su Tesina de Licenciatura sobre el uso del propofol que fue defendida en 1995.*

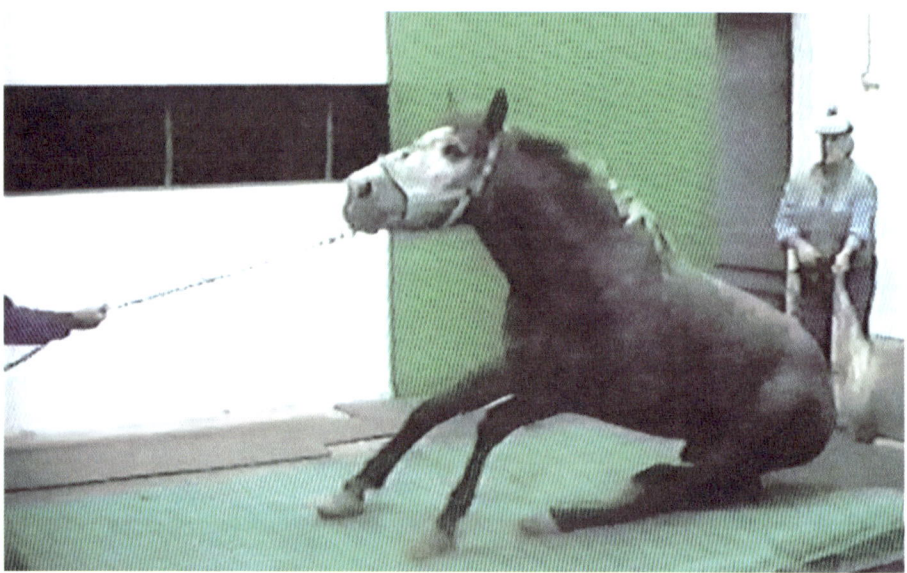

Figura 92: *Inducción anestésica de un caballo con ketamina, 1994.*

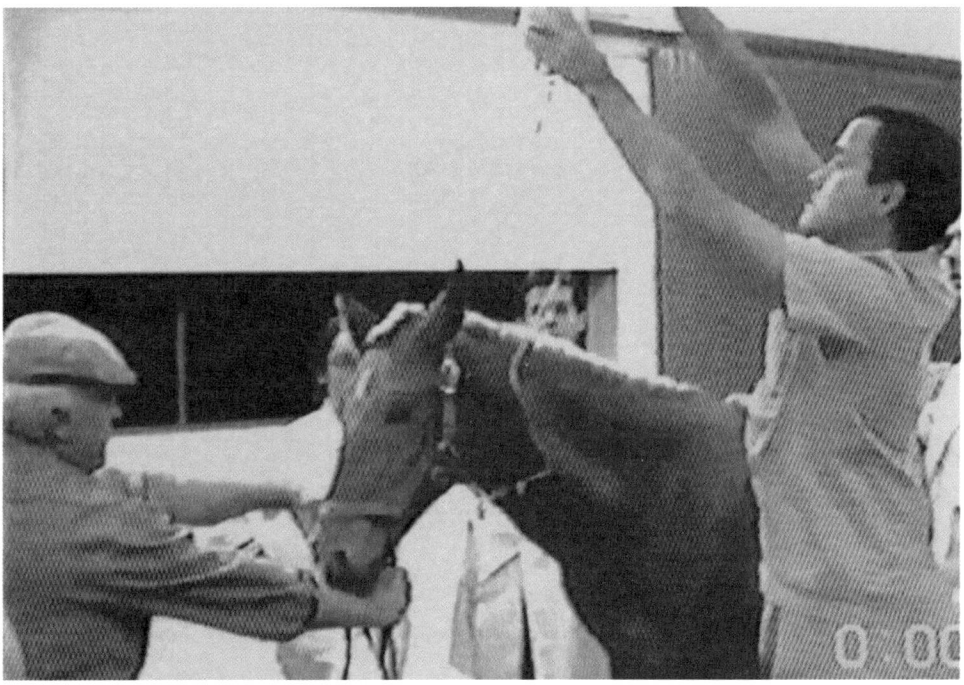

Figura 93: *Inducción anestésica usando una infusión con gliceril guayacol éter y ketamina, 1993.*

# Los anestésicos locales

La historia de la anestesia local se inicia con un producto sobradamente conocido, la cocaína, que fue el fármaco que dio pie a la raquianestesia o anestesia intradural. Sin embargo, debido a su toxicidad fue sustituido progresivamente en los años veinte por la estovaína y la novocaína.

De la Escuela se tienen registros del uso de la cocaína (1933) y de la estovaína (1945), pero la novocaína (también conocida como procaína) fue sin duda el anestésico local más usado tanto en pequeños como en grandes animales, teniendo su primer registro en 1951 y el último en 1981, cuando fue paulatinamente sustituida por la lidocaína (Lincaína®, Xilocaína®) y por la mepivacaína (Scandicaín®, Scandinibsa®). La novocaína fue empleada no sólo en raquianestesia del caballo y del perro, sino también en infiltraciones y en bloqueos selectivos de nervios de la cabeza y extremidades, incluyéndose en el caballo para el diagnóstico de cojeras. Por tanto, se empleaba tanto con el caballo en pie como anestesiado, según conviniera.

En el perro la acción raquídea de la cocaína llegaba hasta las tres horas de duración pero teniendo efectos eméticos y excitatorios, mientras que con la estovaína y novocaína la duración era de hasta 90 minutos y sin esas adversidades, llegando algunos autores a confirmar que era un sustituto ideal a la anestesia clorofórmica, pues había ausencia de accidentes y era "*inutilidad vigilar la respiración, el pulso y los reflejos durante la operación*", además que se podían "*suprimir los ayudantes*" y era una técnica "*llamada a reemplazar, en la cirugía del perro y del gato, el empleo de los anestésicos generales*" (Guinard/Gobert 1905). Estos apuntes de inicios del siglo XX coinciden con el uso preanestésico de la morfina y hacen suponer que con su uso los animales se dejarían fácilmente hacer la anestesia raquídea; nada más lejos de la realidad, y por eso los anestésicos generales siguieron siendo usados. Actualmente la anestesia epidural en pequeños animales siempre se realiza con los pacientes anestesiados.

En équidos la anestesia raquídea era practicada después del derribo o inducción anestésica del animal. Durante décadas la anestesia loco-regional en caballos permitió completar el plano anestésico insuficiente que ofrecía el hidrato de cloral.

La lidocaína y la mepivacaína se introdujeron en todos los procedimientos de anestesia loco-regional dejando para la historia a la novocaína. En la clínica de la Facultad ya se usaban con relativa asiduidad en los años sesenta y setenta, pero conforme se introdujeron anestésicos inyectables más potentes (tiopental sódico, ketamina) y los sedantes su empleo en anestesia raquídea fue decayendo. De forma similar ocurrió en pequeños animales, donde la anestesia epidural fue ampliamente usada en los años sesenta para pasar a ser de empleo ocasional durante los años ochenta y noventa.

El resurgimiento de la anestesia loco-regional en veterinaria sucede en el siglo XXI con la incorporación de nuevos anestésicos locales (bupivacaina, ropivacaína) y equipos que permiten una administración más fiable (ultrasonidos, estimulación eléctrica de nervios periféricos, catéter epidural), con un enfoque absoluto hacia el control del dolor, no como complemento de la profundidad anestésica.

Tabla 9: *Síntesis de los anestésicos locales*

| Producto | Año |
|----------|------|
| Cocaína | 1860 |
| Estovaína | 1904 |
| Novocaína | 1905 |
| Tutocaína | 1924 |
| Lidocaína | 1943 |
| Mepivacaína | 1957 |

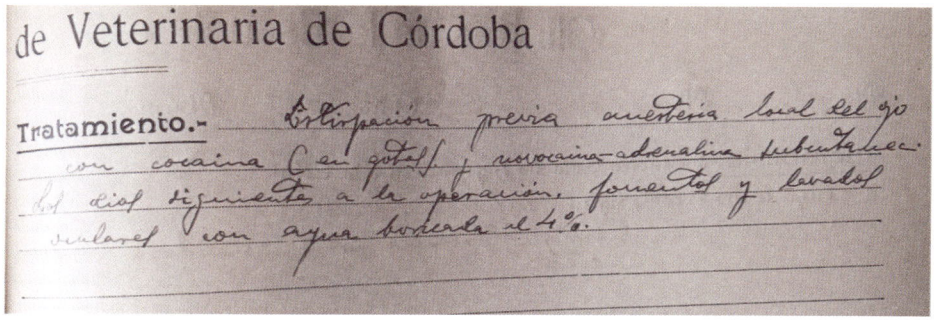

Figura 94: *Empleo de cocaína en gotas para extirpar un epitelioma*
*de la conjuntiva de un mulo torde de 17 años, 1933.*

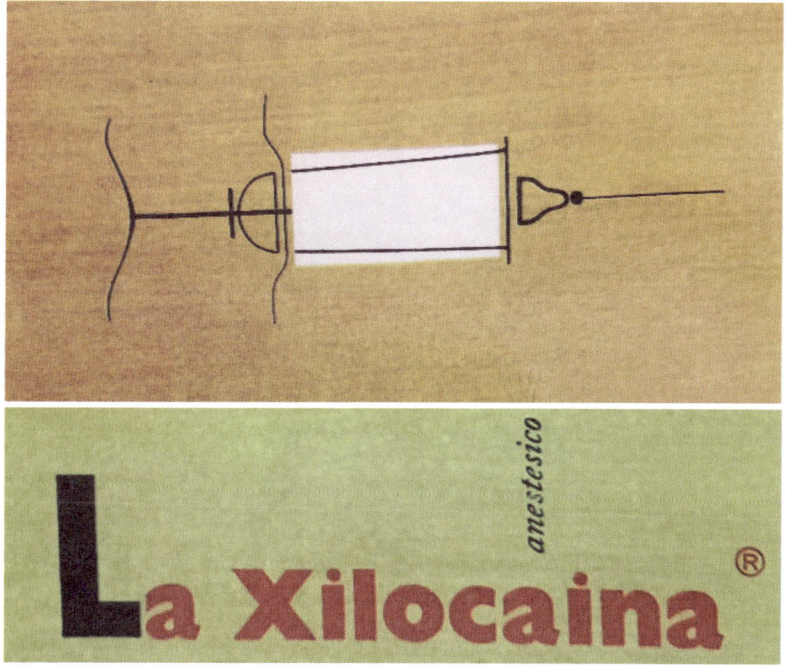

Figura 95 y 96: *Publicidad de la Xilocaína de Laboratorios Rovi, Madrid*
*(Biblioteca-Museo del Dpto. de Medicina y Cirugía Animal).*

# Anestesia balanceada

Debido a su uso rutinario siguen pasando algo desapercibidos, pero los sedantes fueron los productos que realmente supusieron una gran revolución en la atención clínica y mejoraron la calidad de la anestesia de una forma definitiva hasta nuestros días. Los analgésicos, abanderados por la morfina, de valor capital en las intervenciones quirúrgicas, han llegado a tener su magnitud clínica gracias en buena parte también por la incorporación de los sedantes.

El término sedante se usa indistintamente para identificar a distintos grupos de fármacos que, aunque con todos ellos se obtiene un efecto calmante en los animales, no todos son igual de potentes o específicos. Las fenotiacinas y las benzodiacepinas inducen un efecto tranquilizante, pero son los alfa-2 agonistas los que inducen un estado similar al sueño profundo, de hecho, son los productos que mejor imitan el sueño natural y sus propiedades (relajación, analgesia, sedación) son de gran utilidad en anestesiología veterinaria.

El término de anestesia balanceada hace referencia al uso simultáneo de distintos fármacos que permite equilibrar la dosificación de estos para proporcionar un mejor control de la profundidad anestésica minimizando los efectos secundarios. Dicho de otro modo, no existe ningún producto que proporcione hipnosis, analgesia y relajación a la vez, y de ahí que se requiera el uso de anestésicos, analgésicos y sedantes. Una anestesia realizada exclusivamente a base de un anestésico inyectable o inhalatorio será un procedimiento imprevisible que navegará entre el despertar intraoperatorio y la sobredosificación, sin contar los efectos excitatorios y delirantes que se presenten en la inducción y recuperación anestésicas, así como el riesgo de parada respiratoria o cardiorrespiratoria. Esto no pasó desapercibido en la Antigüedad.

La ingesta de alcohol o la inhalación de sus vapores se vieron insuficientes para controlar el dolor en las personas, y de ahí que desde primera hora se combinara con plantas medicinales (adormidera, mandrágora, beleño). La mezcla de mirra y vino, el vino crético romano (opio y vino) o el láudano (tintura de opio, vino, canela y aza-frán) podían suponer parcialmente un coctel balanceado, pues no dejaba en manos de un único producto la responsabilidad anestésica.

Hay que indicar que el uso de la adormidera está registrado en Córdoba desde finales del siglo XIX en diferentes aplicaciones (fomento, cocimiento) pero no en anestesia, sino paliativo para diferentes afecciones dolorosas articulares, acompañada de otras plantas medicinales (nogal, cicuta, belladona, beleño), y será un remedio habitual hasta los años treinta, con anotaciones en 1918, 1923, 1925 y 1929 en los Libros de Historias Clínicas.

En 1863, el médico francés Claude Bernard (1813-1878, Francia) y el cirujano alemán Johann Nussbaum (1829-1890, Alemania) introdujeron el uso de morfina previa a la administración de cloroformo, lo que supone una de las primeras contri-buciones científicas a la anestesia balanceada. La morfina generaba un estado sedante y analgésico que permitía reducir drásticamente la dosis de cloroformo, el inicio de la anestesia era más rápido, la profundidad anestésica era más estable, se prolongaba el efecto del anestésico y la recuperación anestésica era más llevadera para los enfermos. No obstante, esta aportación extraordinaria no llegó a generalizarse en la práctica anestésica pues la incidencia de vómito y agitación, a causa de la morfina, era muy alta (Fauré 1910, Kleiman 1946). Nussbaum, con el objeto de aumentar la duración del efecto del cloroformo incluyó adicionalmente en su protocolo inyecciones subcu-táneas de morfina durante la anestesia, si bien la recuperación anestésica también se vería prolongada.

De esta forma, la morfina se incluirá en protocolos preanestésicos de veterinaria hasta los años cuarenta, nunca estando exenta de complicaciones: vómito, íleo paralí-tico y sobre todo excitación. La vemos usada en la anestesia etérea de pequeños anima-les y en la anestesia con hidrato de cloral en caballos como "anestesia base", lo que hoy conocemos como premedicación anestésica, generalmente combinada con atropina.

La morfina mejoró en algo la calidad anestésica, pero aún nos enfrentábamos a situaciones violentas en la anestesia veterinaria. La solución parcial vino de la mano de las fenotiacinas. La fenotiacina se usó inicialmente en veterinaria para el tratamiento antihelmíntico del ganado, pero a la vez se descubrieron los efectos tranquilizantes y antipsicóticos en medicina humana, sintetizándose inicialmente la promacina y la clorpromacina (Largactil®) durante los años cuarenta, y posteriormente la propionil-promacina (Combelen®) y la acepromacina (CalmoNeosan®) fueron registradas para uso veterinario en los años setenta, aunque previamente los Laboratorios Drosan comercializarían durante algún tiempo la perfenacina (Tranquilan®).

La combinación de la morfina con estos productos otorgaba un mayor poder balanceador, pues la acción tranquilizante y analgésica se potenciaban influyendo en que se presentaran muchos menos casos de excitación y en la obtención de una mayor profundidad anestésica, se iniciaba una nueva etapa y aparece un nuevo concepto: neuroleptoanalgesia.

El término neuroleptoanalgesia, consistente en la combinación de una fenotiacina y un opioide, se popularizó en veterinaria al ofrecer un mayor grado de sedación y analgesia, lo que permitía intervenir a los caballos en pie, sin anestesiarlos, otorgando a los clínicos una herramienta de gran utilidad. Con los años se comercializó una combinación de neuroleptoanalgesia que tuvo gran introducción en la clínica del toro bravo y en grandes mamíferos, etorfina con acepromacina (Inmobilon®), pues se comercializaba con un potente antagonista, la diprenorfina (Revivon®), que revertía rápidamente los efectos de la combinación. En la Facultad se usó ocasionalmente en équidos, pues no llegaba a proporcionar una anestesia estable y profunda, con frecuencia los animales se mostraban excitados. Sin embargo, sí fue usada rutinariamente en el toro bravo, pues era un producto que se amoldaba a ser empleado en dardos anestésicos (potente y altamente concentrado), y poder revertir su efecto minimizaba el timpanismo asociado al decúbito prolongado. Actualmente no dispone autorización sanitaria de comercialización por ser la etorfina un estupefaciente altamente peligroso, aunque puede solicitarse su importación regulada por la ley del medicamento y, como se ha señalado anteriormente, en animales de zoo y de vida libre ha sido sustituido parcialmente por las combinaciones basadas en anestésicos disociativos (ketamina, tiletamina-zolacepam).

En los Libros de Historias Clínicas las fenotiazinas debutan con el uso de la clorpromacina con morfina en un caballo sometido a diatermia para tratar un esparaván en 1959, y en 1966 como "anestesia base" en la cirugía de un galgo afgano con fractura abierta de fémur. En 1969 la propionilpromacina aparece en los registros combinada con la fenciclidina (Sernylan®) en la anestesia de una cesárea en una perra y previa la anestesia con tiopental sódico en un caballo para la aplicación de diatermia. A partir de aquí este producto se hará rutinario en la anestesia de caballos y de pequeños animales hasta finales de los años ochenta, pero compartiendo escenario con otro sedante: la xilacina.

Los sedantes alfa-2 agonistas adrenérgicos irrumpen en la clínica veterinaria de los años setenta con la xilacina (Rompun®), luego vendrá la detomidina (Domosedan®) en los ochenta, la medetomidina (Domtor®) y la romifidina (Sedivet®) en los noventa, y la dexmedetomidina (Dexdomitor®) iniciando el siglo XXI. Serán los productos que cambien por completo el protocolo anestésico y ofrezcan una anestesia balanceada con amplísimas garantías, siendo la Facultad de Veterinaria de Córdoba referente en la investigación de estos productos en distintas especies animales desde el año 1993.

La xilacina la vemos registrada en los Libros de Historias Clínicas desde 1975 en diferentes especies y en distintos protocolos preanestésicos. De una parte, en bóvidos, en pequeños rumiantes y en un ciervo fue empleada sola o en combinación con propionilpromacina previa a la anestesia loco-regional (paravertebral, infiltración) en cesáreas, lesiones superficiales y en una fractura de tibia. En caballos, junto con morfina y propionilproacina, se usaba para intervenciones en la estación (castración en pie, extirpación tumores, heridas) y previa a la anestesia general con tiopental sódico (castración, criptorquidia, hemiplegia laríngea). En pequeños animales era de uso habitual en preanestesia, alternando su empleo según la severidad del caso con propionilpromacina, y habitualmente administrados estos productos junto a atropina.

El efecto sedante de los alfa-2 agonistas induce gran suavidad en la inducción y en la recuperación anestésica, que si ya era necesaria en cualquier especie aún lo era más en los equinos. Su acción potenciadora sobre el resto del protocolo favorece que se pueda proporcionar más analgesia con dosis inferiores de opioides y mayor profundidad anestésica con menor dosificación de anestésicos. Son los productos que proporcionan estabilidad desde principio a fin, ya sean usados en bolos repetidos o en infusión continua. Los veterinarios de inicios o mediados del siglo XX no podrían haber imaginado anestesiar un caballo sin la necesidad de usar trabones o con la única ayuda de uno o dos ayudantes, con mínimo riesgo para el animal y para el veterinario.

En 1963 se lanza al mercado de medicina humana un sedante que revolucionará el tratamiento de la ansiedad y la depresión: el diazepam (Valium®). Se introduce como ansiolítico compitiendo con las fenotiazinas y los barbitúricos, constituyendo uno de los mayores éxitos comerciales de la industria farmacéutica, ya que el uso de las benzodiacepinas se popularizó en los hogares de medio mundo desde los años setenta. En medicina veterinaria el diazepam se introdujo inicialmente para el tratamiento de las convulsiones (epilepsia), pero gracias a sus suaves efectos cardiorrespiratorios se fue incluyendo en los protocolos de los perros con alto riesgo anestésico, como sustituto de las fenotiazinas y de los alfa-2 agonistas, así como para potenciar la relajación muscular durante determinadas intervenciones quirúrgicas, debutando en los registros en 1975. No obstante, el uso más amplio de diazepam, y más tarde de midazolam (Dormicum®), ha tenido una especial relevancia en la anestesia equina potenciando la sedación y la relajación muscular inducida por los sedantes alfa-2 agonistas y mejorando el derribo anestésico del caballo tras la administración de ketamina.

Respecto al resto de opioides usados en la anestesia de la Facultad podemos destacar el uso de la petidina (Dolantina®) en 1966 en caballos, combinada con un tranquilizante, y en la anestesia con fenciclidina en pequeños animales en 1967. La introducción de butorfanol en grandes animales y de buprenorfina en pequeños animales fueron ampliando el uso de este tipo de analgésicos progresivamente, popularizándose posteriormente el fentanilo y, ya en el siglo XXI, la metadona y el remifentanilo. El butorfanol, en combinación con sedantes alfa-2 agonistas de caballos (detomidina, romifidina), ha constituido un recurso de neuroleptoanalgesia en la práctica equina de campo, y suele ser un componente habitual en los dardos de captura junto con los anestésicos disociativos.

Los antiinflamatorios no esteroideos (AINES) de uso registrado para pequeños animales tuvo su irrupción en los años noventa con el meloxicam (Metacam®). Anteriormente se comercializó para grandes animales la fenilbutazona (Butasyl®) y flunixino meglumina (Finadyne®). El carprofeno (Rimadyl®) o el robenacoxib (Onsior®) son ejemplos de los AINES que iniciarían esta especialización iniciando el siglo XXI. No obstante, el ácido acetilsalicílico (recetado como Aspirina® infantil o efervescente) fue recomendado ampliamente desde los años sesenta en veterinaria como demuestran diversos casos de perros, gatos y caballos de las historias clínicas, sin que se tengan anotaciones sobre sus potenciales efectos secundarios. El metamizol (Nolotil®) también se empleó durante los años ochenta y noventa como analgésico perioperatorio en el perro.

Al principio la anestesia tenía como objetivo la inmovilidad de los pacientes, pero una vez conseguida ésta todo se fue focalizando hacia el control del dolor. Los sedantes, la anestesia loco-regional, los opioides y los AINES buscan el mayor confort posible de los animales durante una intervención quirúrgica y durante su convalecencia, un cambio radical de concepción que implica un altísimo grado de bienestar animal.

Tabla 10: *Listado de algunos anestésicos según fecha del registro veterinario*
*(fuente: Agencia Española de Medicamentos y Productos Sanitarios, CIMAVET)*

| Fármaco | Año de registro |
| --- | --- |
| Xilacina | 1974 |
| Acepromacina | 1979* |
| Ketamina | 1984 |
| Tiletamina-Zolacepam | 1987 |
| Detomidina | 1989 |
| Medetomidina | 1994 |
| Atipamezol | 1994 |
| Romifidina | 1996 |
| Propofol | 1999 |
| Isoflurano | 2001 |
| Sevoflurano | 2002 |
| Dexmedetomidina | 2002 |
| Alfaxalona | 2008 |

*Fuente: *Noticias Neosan, 1979*

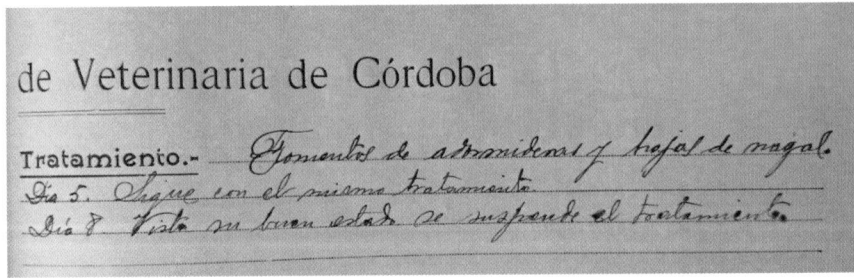

Figura 97: *Registro de 1923 del uso de fomentos de adormidera y nogal para el tratamiento de una artritis en un caballo castaño de 13 años (Biblioteca-Museo del Dpto. Medicina y Cirugía Animal).*

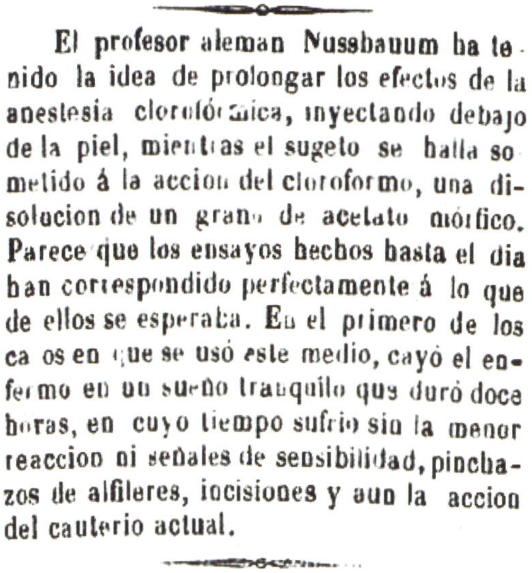

El profesor aleman Nussbauum ha tenido la idea de prolongar los efectos de la
anestesia cloroformica, inyectando debajo
de la piel, mientras el sugeto se halla sometido á la accion del cloroformo, una di-
solucion de un grano de acetato morfico.
Parece que los ensayos hechos hasta el dia
han correspondido perfectamente á lo que
de ellos se esperaba. En el primero de los
ca os en que se usó este medio, cayó el enfermo en un sueño tranquilo que duró doce
horas, en cuyo tiempo sufrió sin la menor
reaccion ni señales de sensibilidad, pincha-
zos de alfileres, incisiones y aun la accion
del cauterio actual.

Figura 98: *Noticia sobre las primeras aportaciones de anestesia balanceada (Diario de Córdoba. Año XIV, número 4004, 10 de diciembre de 1863), (Biblioteca Virtual de Prensa Histórica, Ministerio de Cultura).*

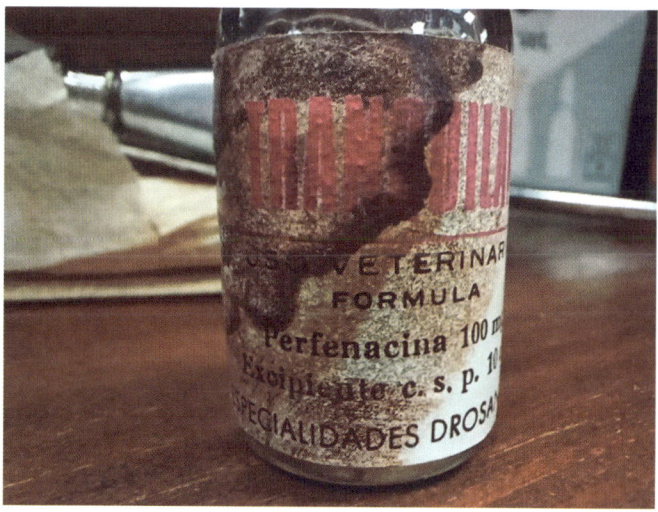

Figura 99: *Frasco de perfenacina de uso veterinario (Biblioteca-Museo Dpto. Medicina y Cirugía Animal).*

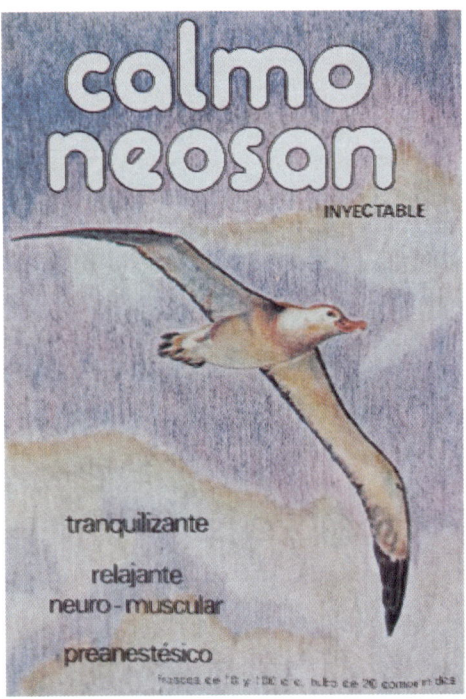

Figura 100: *Publicidad de la acepromacina (CalmoNeosan), en el boletín Noticas Neosan, 1979 (Archivo Dpto. Medicina y Cirugía Animal).*

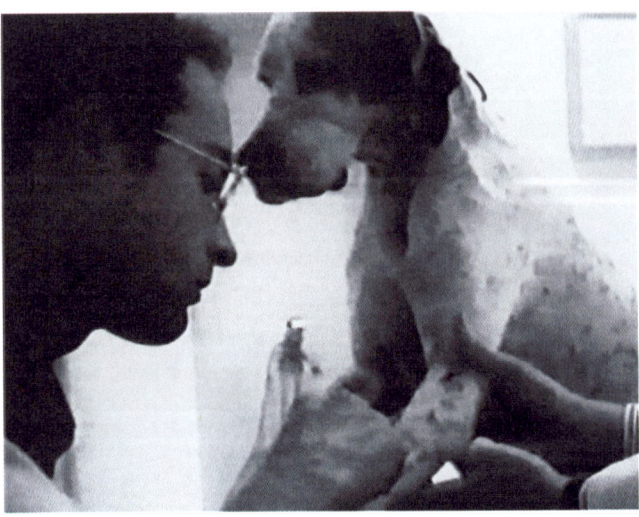

Figura 101: *Sedación de un paciente para un procedimiento menor, 1995.*

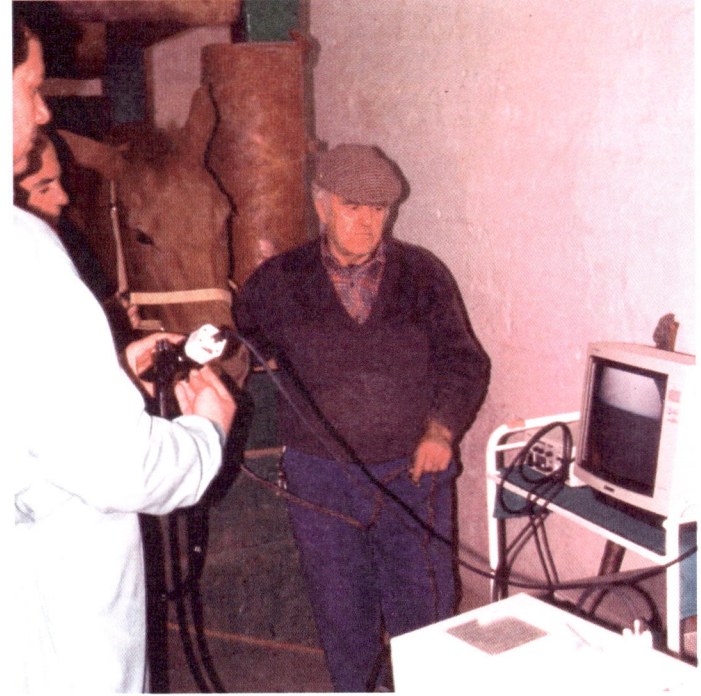

Figura 102: *Sedación de un caballo para cirugía láser transendoscópica, 1994.*

# Monitorización y mortalidad

Nada está exento de complicaciones, no existe ningún producto infalible y no todos los pacientes son iguales en su respuesta a los fármacos, pero en la anestesia se magnifican los accidentes. La mortalidad anestésica, como ya se ha comentado, es un hecho innegable desde tiempos remotos, pero el afán de los anestesiólogos y de los anestesistas es minimizar al máximo su incidencia mediante el uso de protocolos anestésicos más seguros y desarrollando técnicas de monitorización.

En la actualidad un protocolo anestésico estándar en el Hospital Clínico Veterinario de la Universidad de Córdoba incluye el control de la oxigenación (pulsioximetría), del sistema cardiovascular (electrocardiografía, presión arterial), de la ventilación (capnografía) y de la dosificación (determinación halogenados), que se amplía a otros recursos en pacientes de alto riesgo anestésico (cateterización arterial, cateterización venosa central). Sin embargo, nada sustituye a la intuición y a la pericia del anestesista que, enfrentado en innumerables ocasiones a la anestesia, sabe predecir y actuar ante una complicación o emergencia, y es sin lugar a duda el mayor punto de seguridad de una anestesia. Gracias a ello los índices de mortalidad anestésica veterinaria han disminuido drásticamente en los últimos años, y cuando sucede una fatalidad suele estar asociada a la gravedad del paciente, no somos dioses.

No tenemos ningún dato de los Libros de Historias Clínicas que haga alusión a la monitorización anestésica ni a equipos de vigilancia, pero en la Biblioteca-Museo del Departamento aún se conservan algunas reliquias que deben hacernos intuir que se emplearon en las clínicas de la Escuela y de la Facultad. Tres equipos oscilométricos de entre los años veinte y cuarenta, dos equipos audibles de pulso de los años setenta, así como un respirómetro y dos termómetros de sonda rectal de los años setenta debieron ser parte de los instrumentos usados en la monitorización anestésica, amén de los fonendoscopios, electrocardiógrafos y la propia vigilancia de los actuantes. Como se comentó en la sección anterior, la pulsioximetría, la capnografía y la monitorización multiparamétrica con equipos de medicina humana se incorporaron al principio de los años noventa.

Los estándares de vigilancia anestésica en personas comenzaron a establecerse por la American Society of Anesthesiologists (ASA) en 1986, recomendándose la pulsioximetría y la capnografía de rutina. Las entidades internacionales de anestesiología veterinaria (ECVAA, AVA, ACVAA) han venido actualizando sus recomendaciones en monitorización anestésica, y en 2015 el Consejo General de Colegios de Veterinaria de España publicó un reglamento que incluye unas recomendaciones básicas en el control y seguridad del animal anestesiado. La Facultad de Veterinaria de Córdoba viene cumpliendo los estándares anestésicos más elevados desde mediados de los años noventa, cuando aún no se comercializaba este tipo de equipamiento en veterinaria, siendo referente en el estudio y validez clínica de distintas técnicas de monitorización. La comercialización de máquinas anestésicas específicas para medicina veterinaria comenzó en los años setenta y el diseño de monitores anestésicos para animales se inició tímidamente en los años noventa, no siendo hasta el siglo XXI cuando se instauró de forma expansiva esta línea comercial en veterinaria con los primeros monitores multiparamétricos y máquinas anestésicas avanzadas.

La vigilancia del paciente se basó hasta bien entrado el siglo XX en la observación de sus reflejos y parámetros vitales; el tacto, la vista y el oído del anestesista eran los recursos para establecer si la anestesia era superficial o profunda (Hobday 1895). Hasta que Arthur E. Guedel en 1937 no establece los distintos niveles de profundidad anestésica, la descripción de estos variaba según el producto usado. Por ejemplo, en 1899 se reseñan dos fases en la anestesia etérea, iniciándose con la agitación y excitación del animal junto a pulso y respiración acelerados, seguida de la respiración regular con completa insensibilidad (Sugrañes 1899). En 1905, en referencia al cloroformo, se describen sus efectos en tres periodos indicando que *"los vapores producen primero una excitación general muy enérgica durante la cual el animal grita y se agita con violencia"* con una duración de 3 a 10 minutos, y posteriormente *"sobreviene una pérdida de la inteligencia, de los movimientos y de la sensibilidad"*, siendo este el *"periodo de anestesia confirmada"*. La sobredosificación produce que se *"extingan sucesivamente la respiración, la confirmación, produciéndose por fin la muerte"*. Se aporta cómo la pupila pasa de estar dilatada en la fase de excitación a contraída durante la fase de anestesia, pero vuelve a dilatarse cuando se aproxima la muerte, momento en el que recomienda suspender las inhalaciones, y se recomienda para evitar las complicaciones el uso de la "anestesia mixta", administrando previamente una inyección de atropina y morfina (Kaufmann 1903).

En la actualidad el monitor de índice biespectral (BIS) constituye un equipo de gran ayuda para evaluar distintos niveles de profundidad anestésica en medicina humana, pero en veterinaria no resulta tan útil, pues el espesor y configuración del cráneo es netamente distinta en los animales, aunque en muchas ocasiones sí es posible detectar con fiabilidad algunos extremos de la escala: superficial o profundo. En nuestro caso, nuestros órganos de los sentidos siguen siendo nuestra herramienta principal en la evaluación de la profundidad anestésica.

En los Libros de Historias Clínicas, desde 1913 a 1990, están registrados 13 casos con graves accidentes anestésicos, falleciendo 9 pacientes. No podemos extraer un porcentaje de incidencia fiable, pero a priori cabe pensar que la mortalidad anestésica no era frecuente puesto que la mayoría de los animales que se atendían no eran de excesivo riesgo, especialmente hasta los años sesenta, aunque sí es significativo que fallecieron la mayoría de los animales que tuvieron complicaciones. Más allá de lo anecdótico de los datos recogidos en la tabla adjunta, sí es interesante analizar las actuaciones de reanimación que se llevaban a cabo.

La intubación y el uso de gases medicinales era una constante, así como el empleo con cierta frecuencia de respiración "artificial" o "asistida", aspectos que dan por sí mismos seguridad al protocolo anestésico. Cuando un paciente presentaba un "sincope" o un "shock", que entendemos que sería una parada cardiorrespiratoria, se usaba un amplio grupo de productos. De esta forma, se indica la administración de estimulantes nerviosos (pentilenotetrazo, Cardiazol®), antagonistas GABA (Micorén®), cardiotónicos (etilefrina, Efortil®) o analépticos respiratorios (Doxapram®), no solo como fármacos de urgencia sino también para acelerar la recuperación anestésica de algunos animales, como es el caso del Cardiotónico Certus® de cuya formulación y control clínico se encargaba D. Gaspar Gómez Cárdenas (Catedrático de Patología General y Médica) compuesto de pentametilentetrazol (estimulante del sistema nervioso), efedrina (estimulante respiratorio) y aneurina (vitamina B1). La naloxona o la yohimbina también se usaban para revertir el efecto de los opioides y anestésicos, y en los años noventa aparece el atipamezol (Antisedan®) antagonista específico de los sedantes alfa-2 agonistas, usado también con frecuencia para revertir parcialmente las combinaciones de anestésicos disociativos en animales de vida libre y zoo.

La introducción de la anestesia en medicina veterinaria, al igual que ocurrió en medicina humana, no fue nada fácil. Se trataba de un cambio radical de procedimientos que no todos los veterinarios aceptaban: "*No podemos sorprendernos de los prejuicios que todavía existen hoy en día sobre la anestesia, si consideramos la cantidad de oposición que tuvieron que enfrentar los defensores de los anestésicos en cirugía humana en sus primeros días"* (Hoare 1895).

Tabla 11: *Casos de morbimortalidad durante la anestesia.*

| Año | Animal | Cirugía | Protocolo | Incidencia |
|---|---|---|---|---|
| 1954 | Mulo | Tumor escrotal | Hidrato de Cloral y raquianestesia | Muerte |
| 1958 | Perro | No se describe | Tiopental | Muerte |
| 1963 | Mula | Hernia umbilical | Hidrato de Cloral y raquianestesia | Muerte |
| 1964 | Caballo, 7 años | Criptorquidia | Hidrato de Cloral y raquianestesia | Reanimación |
| 1965 | Perro | Hernia traumática | No se describe | Muerte |
| 1967 | Gata | Parto distócico | Fenciclidina | Muerte |
| 1969 | Perra, 8 años, Pincher | Cesárea | Propionilpromacina y fenciclidina | Muerte |
| 1969 | Perro dóberman, 3 meses | Corte de orejas | No se describe | Reanimación |
| 1977 | Perro setter, 2 meses | Fractura de fémur | Propionilpromacina, atropina y tiopental | Reanimación |
| 1977 | Gata | Parto distócico grave | No se describe | Muerte |
| 1977 | Perro foxterrier, 2 meses | Contusión parietal intensa | No se describe | Muerte |
| 1979 | Perra yorkshire, 3 años | Cálculo vesical | Propionilpromacina, atropina y tiopental | Reanimación |
| 1989 | Perra, 14 años | Tumores generalizados | No se describe | Muerte |

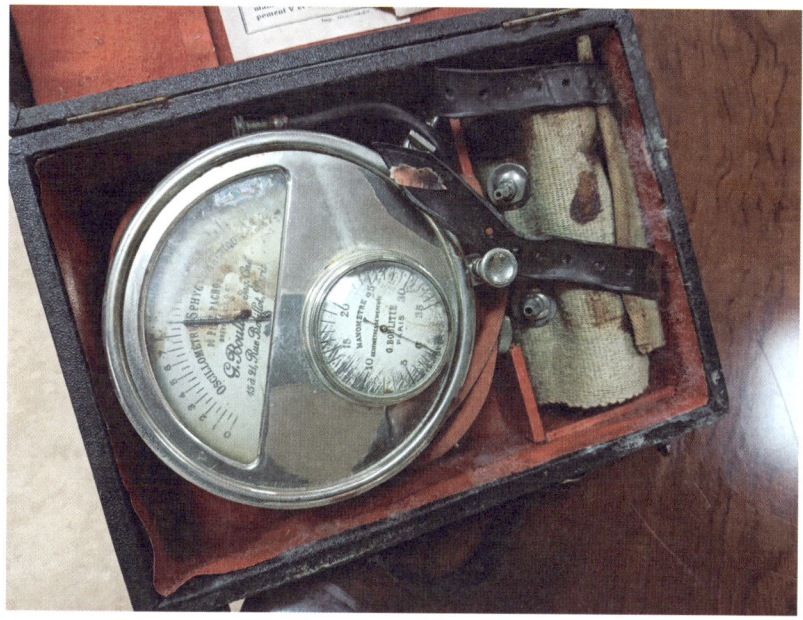

Figura 103: *Tensiómetro Boulitte, París, 1909 (Biblioteca-Museo Dpto. Medicina y Cirugía Animal).*

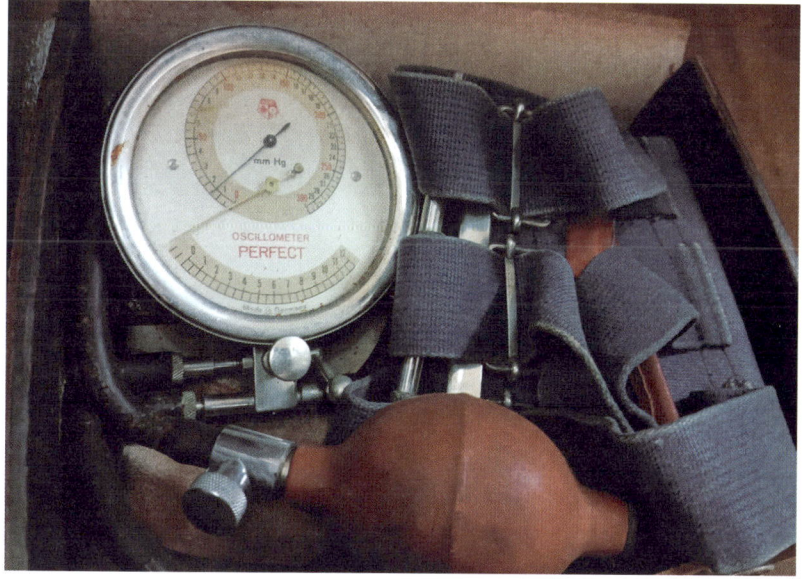

Figura 104: *Tensiómetro Altera, Alemania, años treinta*
*(Biblioteca-Museo Dpto. Medicina y Cirugía Animal).*

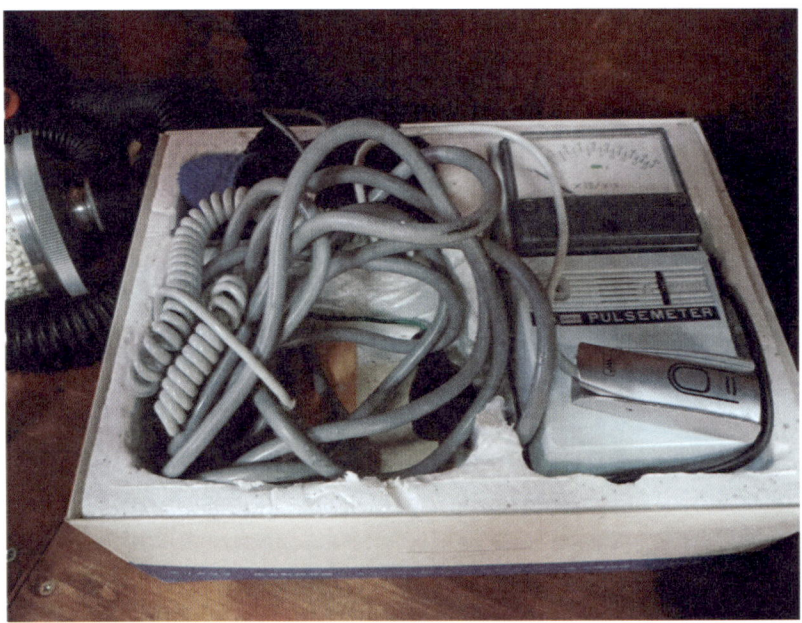

Figura 105: *Pulsómetro San-Ei, Japón, años setenta*
*(Biblioteca-Museo Dpto. Medicina y Cirugía Animal).*

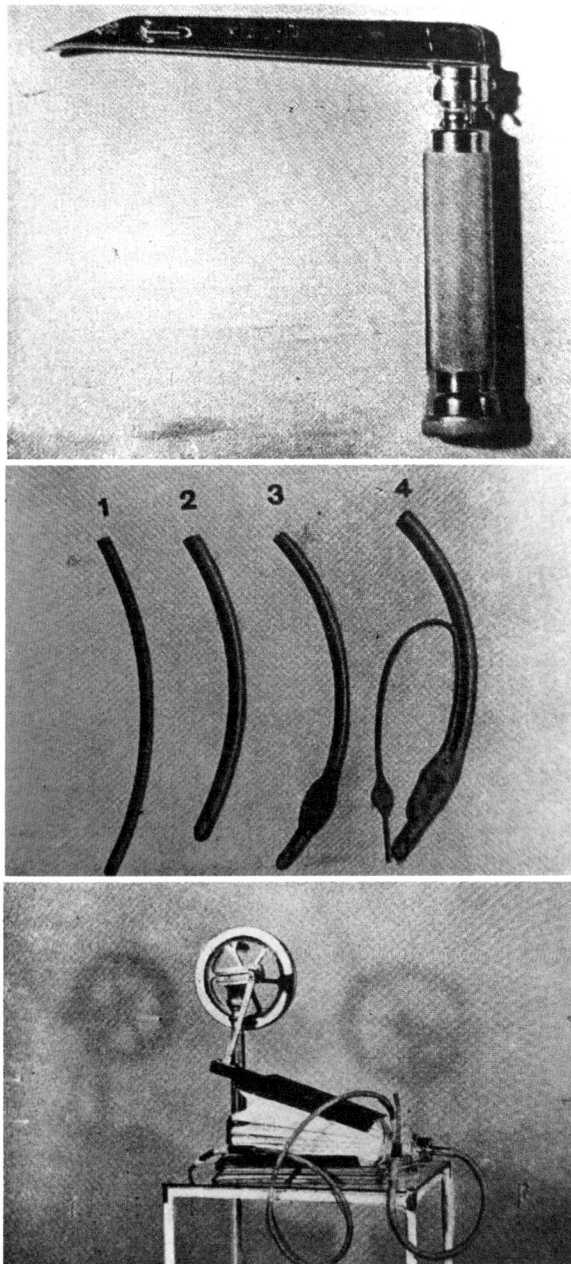

Figuras 106, 107 y 108: *Laringoscopio (Mac Intosh®), tubos endotraqueales y fuelle de respiración controlada (Tesis de D. José Villegas Laguna, 1953. Biblioteca-Museo del Dpto. Medicina y Cirugía Animal).*

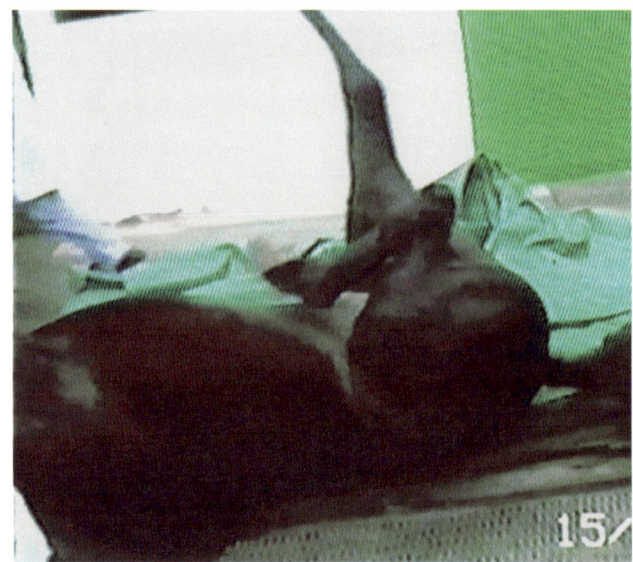

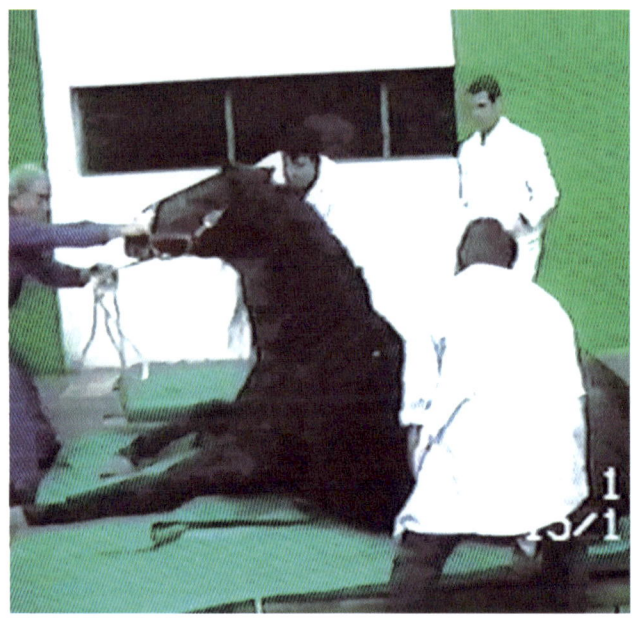

Figuras 109 y 110: *Inducción anestésica acompañada de una fase pasajera de excitación, 1995.*

# De la contundencia a la delicadeza

No debemos finalizar este libro sin mencionar los medios de contención física que se han usado en veterinaria para poder intervenir a los animales, en su mayor parte en desuso gracias a los recursos actuales de anestesia, siendo el caballo una de las especies más representativas en este sentido.

En las fotografías antiguas de la Escuela se adivina que ya disponían, además de un potro de contención, de una mesa quirúrgica móvil a la que se ataba el caballo estando de pie para luego poder posicionarlo horizontalmente, entendemos que bajo el efecto del hidrato de cloral. De este tipo había diversas versiones en Europa, pero básicamente con diseños similares (Cadiot 1924). También estaban las colchonetas a ras de suelo, y unas mesas hidráulicas a diferente altura que facilitaban la actuación del cirujano.

En la Facultad, en la avenida de Medina Azahara, la mesa del quirófano de caballos fue diseñada por D. Francisco Santisteban, y tenía la peculiaridad de estar todo su mecanismo hidráulico empotrado en el suelo, de forma que el animal se podía posicionar de pie sobre la mesa y al derribarlo se movían los distintos paneles y su altura para situarla cómodamente para el cirujano. En otras ocasiones se derribaba el caballo con trabones, a la antigua, subiendo la mesa unos 40 centímetros, colocando el caballo paralelo a ella y tras el inicio del efecto del anestésico endovenoso se tiraba al unísono de la cadena de los trabones reuniendo las extremidades y cayendo el animal sobre la mesa, junto con otros ayudantes que sujetaban la cabeza a la colchoneta hasta que el anestésico hiciera su efecto completo. La recuperación anestésica se llevaba a cabo en el mismo quirófano, con todos los riesgos que uno pueda imaginarse. Más tarde empezaron las salas acolchadas de inducción y recuperación, aspecto que dotó de más seguridad, pero esto fue posible cuando llegaron los anestésicos potentes, pues un animal mal anestesiado es un animal excitado al que no se le puede manipular en esa situación, por lo que era razonable el abordaje en el mismo quirófano con cuerdas y cadenas.

En condiciones de campo aún eran más imprescindibles los trabones y los ayudantes, especialmente antes de los años setenta, cuando los anestésicos eran suaves o no había anestesia.

Con la anestesia se ha venido dejando atrás la contundencia y la fuerza, el peligro de accidentes personales y lo incurable. Estos fármacos permiten proporcionar a cada animal lo que necesita para ser anestesiado con todas las garantías posibles y durante el tiempo que sea necesario, realizándose un abordaje al control del dolor como jamás se ha hecho y ejecutándose intervenciones quirúrgicas impensables hasta mediados del siglo XX. Y siempre, detrás de cada actuación, un veterinario; un profesional velando por el bienestar de cada paciente en cada minuto de su anestesia.

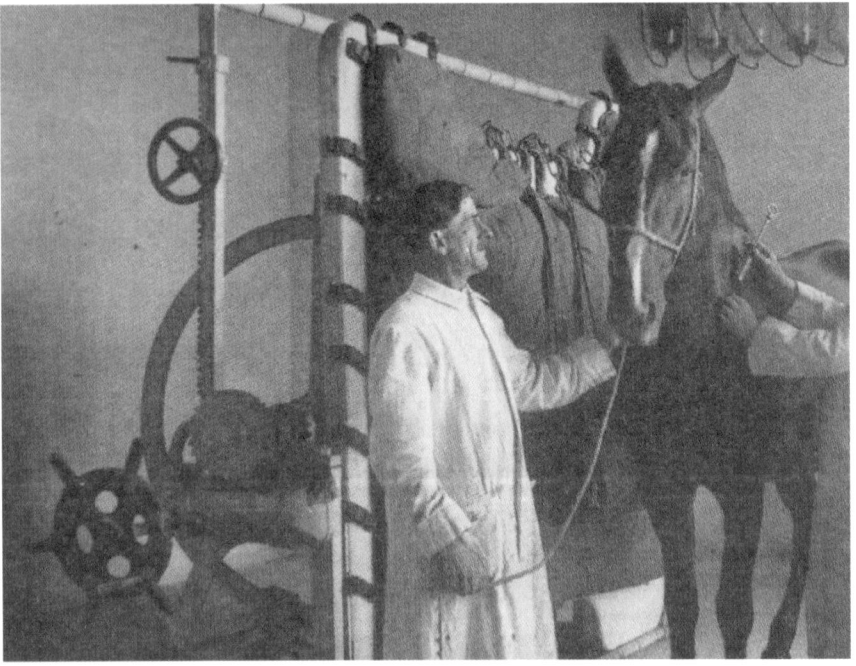

Figura 111: *Mesa de quirófano en posición vertical de la Escuela de Veterinaria de Córdoba*
*(Archivo de la Facultad de Veterinaria de Córdoba).*

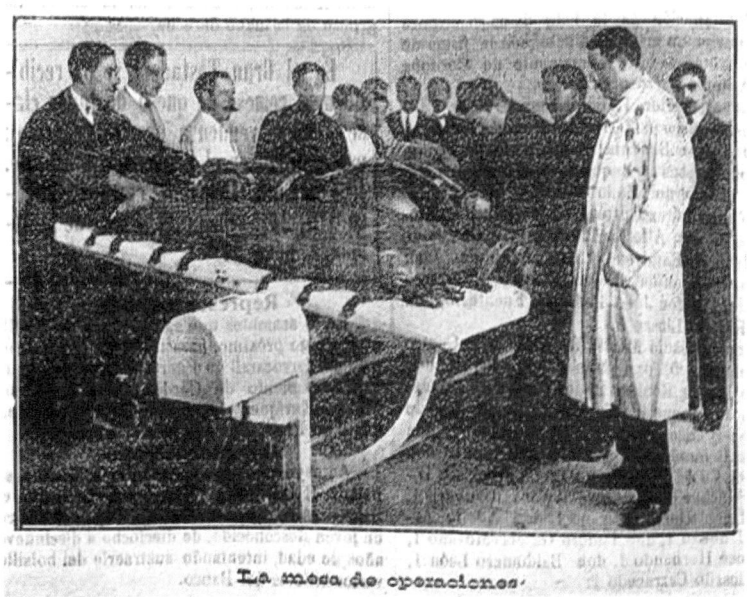

Figura 112: *Mesa de quirófano basculada de la Escuela de Veterinaria de Córdoba,*
*(Diario de Córdoba de comercio, industria, administración, noticias y avisos. Año LXIII,*
*número 19025, 15 de abril de 1912).*

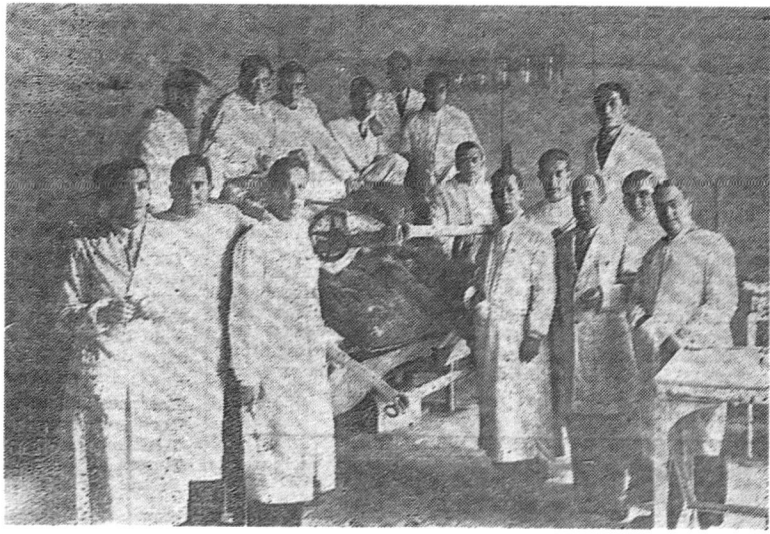

Figura 113: *Mesa de quirófano basculada de la Escuela de Veterinaria de Córdoba durante*
*un cursillo de cirugía en 1933 (La Voz, Diario Republicano, 29 de noviembre de 1933).*

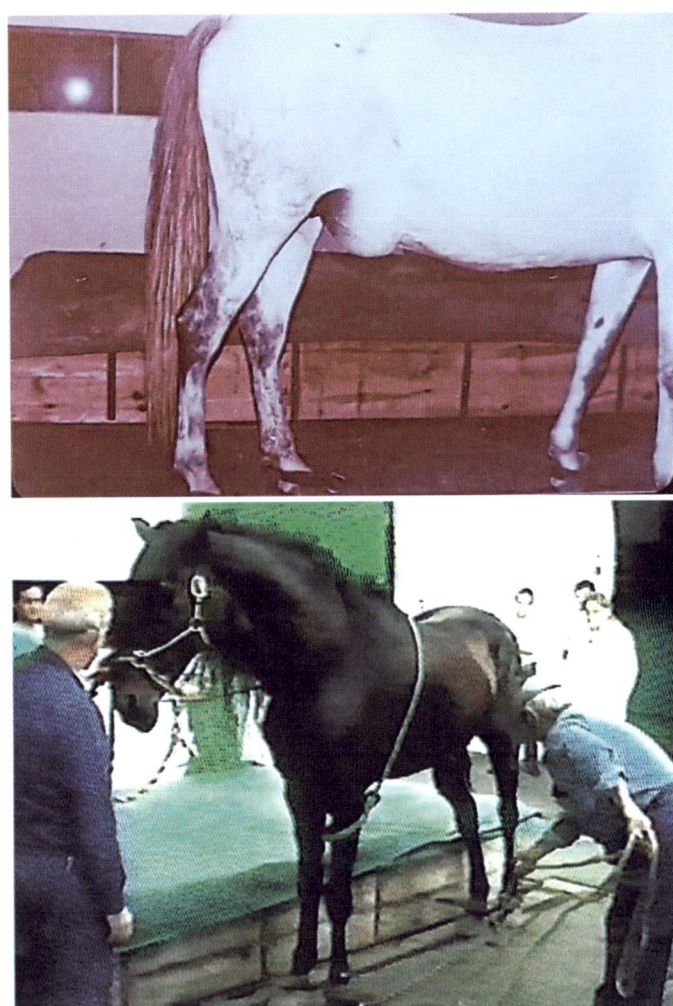

Figuras 114 y 115: *Preparación de trabones y mesa de quirófano para el derribo en la Facultad (Biblioteca-Museo del Dpto. de Medicina y Cirugía Animal).*

# Referencias bibliográficas

Anderson, John R. (1893), «Hydrated Chloral». *The Journal of Comparative Medicine and Veterinary Archives*, 14, pp. 365-369.

Bergman, Norman A. (1992), «Michael Farady and his contribution to anesthesia». *Anesthesiology*, 77, pp. 812-816.

Cadiot, Pierre J. (1924), *Compendio de Cirugía Veterinaria*. Madrid: Gráficas Reunidas S. A.

Castejón, Francisco; Santisteban, Francisco; Zaldivar, Juan (1964a), «Administración de drogas a distancia». III Semana Nacional Veterinaria, Symposium de Producción y Mejora Ganadera, Córdoba, pp. 63-72.

Castejón, Francisco; Santisteban, Francisco; Zaldivar, Juan (1964b), «Inmovilización de animales fieros y salvajes». III Semana Nacional Veterinaria, Symposium de Producción y Mejora Ganadera, Córdoba, pp. 73-88.

Castejón, Francisco; Zaldivar, Juan (1964), «Administración de barbitúricos por vía intramuscular». III Semana Nacional Veterinaria, Symposium de Producción y Mejora Ganadera, Córdoba, pp. 89-92.

Colominas, Lidia (2016), «Morphometric variability of roman dogs in Hispania Tarraconensis: The case study of the Vila de Madrid Necrópolis». *International Journal of Osteoarchaeology*, 26, pp. 897-905.

Degrandi Oliveira, Carlos R. (2020), «The legacy of Virginia Apgar». *British Journal of Anaesthesia*, 124, pp.185-186.

Díez, Pablo J. (2019), «Evolución histórica de la Veterinaria Militar Española». Premio 7ª edición del Colegio Oficial de Veterinarios de León. En línea: < https://www.historiaveterinaria.org/update/evolucion-historica-de-la-veterinaria-militar-espanola.pdf> [consulta: 22/04/2025].

Fauré, Saturnino (1910), *Anestésicos por inhalación*. [Tesis Doctoral]. Madrid: Universidad Complutense de Madrid.

Fernández Torres, Bartolomé; Peralta Espinosa, Estefanía; Fontán Atalaya, Isabel (2023), «¿Han cambiado los conceptos de analgesia obstétrica en los últimos 100 años?» *Revista de la Sociedad Española del Dolor*, 30, pp.125-130.

Fombella Posada, María José; Cereijo Quinteiro, María José (2012), «Historia de la historia clínica». *Galicia Clínica*, 73, pp. 21-26.

Franco Grande, Avelino; Álvarez Escudero, Julián; Cortés Laíño, Joaquín (2005), *Historia de la Anestesia e España, 1847-1940*. Madrid: Editorial Arán.

Galka, Margarita; Aguilar, José María; Quevedo, Miguel Ángel; Santisteban, José María; Gómez-Villamandos, Rafael (1999), «Alpha-2 agonist dissociative anesthetic combinations in fallow deer (*Cervus dama*)». *Journal of Zoo and Wildlife Medicine*, 30, pp. 451-453.

García Cabero, Francisco (1841), *Instituciones de albeitería y examen de practicantes en ellas*. Madrid: Imprenta de la Compañía General de Impresores y Libreros del Reino.

Gómez Castro, Gustavo; Agüera Carmona, Eduardo (2002), *La Facultad de Veterinaria de Córdoba (1847-1997)*. Córdoba: Fundación CajaSur.

Gómez-Villamandos, Rafael; Martín Suárez, Eva María (2022), «La Escuela de Veterinaria de Córdoba (1847-1943) en la Prensa Histórica Local». *Anales de la Real Academia de Ciencias Veterinarias de España*, 30, pp. 289-332.

Griffith, Harold R.; Johnson, G. Enid (1942), «The use of curare in general anesthesia». *Anesthesiology*, 3, pp. 418-420.

Guinard L, Gobert HJ (1905), *Tratado de Terapéutica*. Tomo I. Madrid: Casa Editorial de Felipe González Rojas.

Henry, Vernon; Matschke, George H. (1968), «Immobilizing trapped european wild hogs with Cap-Chur-Bar». *The Journal of Wildlife Management*, 32, pp. 970-972.

Heras Mendaza, Felipe (2010), *Figuras e historias clínicas del Museo Olavide: Estudio dermatológico*. [Tesis Doctoral] Madrid: Universidad Autónoma de Madrid.

Higuera Cavero, María Teresa; Vives Vallés, Miguel Ángel; Leuza Catalán, Antonio (1989), «Noticia histórica acerca del primer ensayo de anestesia veterinaria en España». *Acta Veterinaria*, 3, pp. 69-73.

Hoare, E. Wallis (1895), «An improved apparatus for the administration of chloroform to horses, with remarks thereon». *The Journal of Comparative Medicine and Veterinary Archives*, 16, pp. 656-663.

Hobday, Frederick (1895), «Notes on the administration of chloroform as an anaesthetic to the dog and cat». *Journal of Comparative Pathology and Therapeutics*, 8, pp. 287-306.

Ilustre Colegio Oficial de Veterinarios de Córdoba (2016), *Historia del Colegio de Veterinarios de Córdoba*. Córdoba: Altilis creativos.

Infante, Félix (1948), «Datos históricos de la Facultad de Veterinaria de Córdoba en su primer centenario». *Zootecnia*, 19, pp. 87-120.

Kaminski, Juliane; Waller, Bridget M.; Diogo, Rui; Hartstone-Rode, Adam; Burrows, Anne M. (2019), «Evolution of facial muscle anatomy in dogs». *The Proceeding of the National Academy of Sciences*, 116, pp. 14677-14681.

Kaufmann, M. (1903), *Tratado de terapéutica veterinaria*. Madrid: Editorial Felipe González.

Kleiman, Marcos (1946), «Historia de la anestesia». *VI Congreso Chileno de Cirugía y XIII Semana de la Experiencia Quirúrgica*, Chile, pp. 41-72.

Liautard, Alexandre (1891), *Manual of operative veterinary surgery*. Nueva York: William R Jenkins Veterinary Publisher and Bookseller.

Lira Garrido, Jaime (2019), *Estudio de la domesticación del caballo (Equus caballus) en la península ibérica a partir del análisis de ADN mitocondrial antiguo*. [Tesis Doctoral]. Madrid: Universidad Complutense de Madrid.

López Serrano, Miguel J. (2011), *La provincia de Córdoba de la Gloriosa al reinado de Alfonso XII (SEPT. 1868-1885)*. [Tesis Doctoral]. Córdoba: Universidad de Córdoba.

Mañé Seró, María Cinta; Benito Hernández, Milagros; Vives Vallés, Miguel Ángel (2007), «El Boletín de Veterinaria (1845-1859), nuestra primera revista profesional». *Información Veterinaria*, 9, pp. 27-29.

Marrón Peña, Manuel; Aldrete J. Antonio; Wright, A. J. (1985), «La primera administración de anestesia en un conflicto bélico». *Revista Mexicana de Anestesiología*, 8, pp. 155-159.

Medina Blanco, Manuel; Gómez Castro, Gustavo (1992), *Historia de la Escuela de Veterinaria de Córdoba 1847-1993*. Córdoba: UCOPress.

Ministerio de Defensa (2015), *Cría Caballar de las Fuerzas Armadas, 150 años de servicio*. Madrid: Imprenta Ministerio de Defensa.

Moreno Fernández-Caparrós, Luis A. (2014), «Hospitales, enfermerías y estructuras veterinarias históricas. Historia de la Veterinaria Militar Española». En línea: <https://www.historiaveterinaria.org/update/estructuras-hospitala-rias-2-1456334646.pdf> [consulta: 22/04/2025].

Moreno Fernández-Caparrós, Luis A. (2015), «Organización de la Veterinaria Militar durante la Guerra Civil Española (1936-1939). Historia de la Veterinaria Militar Española». En línea: <https://historiadelaveterinaria.es/wp-content/uploads/Veterinaria-militar-en-guerra-civil-2015.pdf> [consulta: 22/04/2025].

Muir, William W.; Skarda, Roman T.; Milne, D. W. (1977), «Evaluation of xylazine and ketamine hydrochloride for anesthesia in horses». *American Journal of Veterinary Research*, 38, pp. 195-201.

Narayana, Ala; Bharathi, K.; Subhakta, Pkjp; Manohar Gundeti; Ramachari, A. (2010), «Dr. (Miss) Rupa Bai Furdoonji: World´s first qualified lady anaesthe-tist». *Indian Journal of Anaesthesia*, 54, pp. 259-261.

Organización Médica Colegial de España (2022), *Mujeres pioneras en la Medicina Española*. En línea: <https://www.cgcom.es/sites/main/files/minisite/stati-c/4b479141-9304-47e1-82c9-73b5685e234b/Mujeres-pioneras-en-la-Medi-cina/4/> [consulta: 22/04/2025].

Pike, Alistair W.G.; Hoffmann, Dirk L.; García Díez, Marcos y col. (2012), «En los orígenes del arte rupestre Paleolítico: dataciones por la serie del Uranio en las cuevas de Altamira, El Castillo y Tito Bustillo». *Monografías del Museo Nacional y Centro de Investigación de Altamira*, 23, pp. 461-475.

Priego de Montano, Gloria (2019), «La masonería entre los veterinarios cordobeses de las primeras décadas del siglo XX». *XXV Congreso Nacional y XVI Congreso Iberoamericano de Historia de la Veterinaria*, pp. 396-399.

Regojo Zapata, Santiago (2000), *Casuística y evolución de la Patología Quirúrgica en équidos en la Facultad de Veterinaria de Córdoba, periodo 1942-1997*. [Tesina de Licenciatura]. Córdoba: Universidad de Córdoba.

Sainz y Rozas, Juan Antonio (1885), *Nuevo tratado de cirugía general veterinaria*. Zaragoza: Establecimiento de Calisto Ariño.

Sanidad Militar (1907), *Petitorio-formulario médico-farmacéutico para los servicios a cargo de las farmacias militares del ejército español*. Ministerio de la Guerra, Sección de Sanidad Militar. Madrid: Imprenta del Patronato de Huérfanos de la Administración Militar.

Sharda, R., Singh, K, Singh, J., Peshin, P. K., Patil, D. B., Sharifi, D, Singh, A. P. (1994), «Evaluation of Equitesin as a general anaesthetic in camels (Camclus dromedarius)». *Proceedings of the 4th International Congress of Veterinary Anaesthesia*. Guelph, Canada.

Sugrañes, Francesc (1899), *Nuevo tratado de medicina veterinaria*. Barcelona: F. Seix.

Turnbull, Laurence (1879), *The advantages and accidents of artificial anaesthesia*. Filadelfia: Lindsay and Blakiston.

Villegas Laguna, José (1953), *Ensayos sobre curarización anestésica en Veterinaria*. Anales de la Universidad Hispalense, año XII. Sevilla: Editorial Edelce.

Vives, Miguel Ángel; Mañé, María Cinta (2016), *La Veterinaria Grecorromana*. Cáceres: Universidad de Extremadura, Servicio de Publicaciones.

Wang, Guo-Dong; Zhai, Weiwei; Yang, He-Chuan y col. (2016), «Out of southern East Asia: the natural history of domestic dogs across the world». *Cell Research*, 26, pp. 21-33.

Wood, George B.; Bache, Franklin (1845), *The dispensatory of the United States of America*. Filadelfia: Published by Grigg and Elliot.

Wright, J. G. (1944), «Narcosis in the horse by the intravenous infusion of chloral hydrate». *The Veterinary Journal*, 100, pp. 135-141.

## Recursos y fondos en línea

Archivo Histórico de la Facultad de Veterinaria de Córdoba.

Archivo Municipal de Córdoba.

Biblioteca Virtual de Prensa Histórica. Ministerio de Cultura y Deporte.

*Boletín de Zootecnia*. Facultad de Veterinaria de Córdoba. Repositorio Helvia, Universidad de Córdoba.

## Vídeos Wellcome Collection, Londres

"Anestesia endotraqueal", 1948. https://wellcomecollection.org/works/t59we96d

Cloroformo en caballos, 1930. https://wellcomecollection.org/works/snkz5ymr

Cloroformo en caballos, 1930. https://wellcomecollection.org/works/hhnqqp8y

"Open drop ether", 1944. https://wellcomecollection.org/works/gktruu9a

Respiración controlada, 1936. https://collections.nlm.nih.gov/catalog/nlm:nlmuid-9200971A-vid.

Vídeo de máquina anestésica, 1944. https://wellcomecollection.org/works/wkakzdcx

# Autores

## Dr. D. Rafael J. Gómez Villamandos

*Catedrático de Anestesiología*

Vicedecano de la Facultad Veterinaria de Córdoba (2000-2003), Premio de Transferencia Universidad-Empresa (2007), Presidente de la Sociedad Española de Anestesia y Analgesia Veterinaria (2006-2010), Director del Dpto. de Medicina y Cirugía Animal (2014-2017), Responsable del Grupo de Investigación Anestesiología de la Junta de Andalucía (2000-2020), Premio de Historia de la Real Academia de Ciencias Veterinarias de España (2022), Director del Hospital Clínico Veterinario (2005-2006, 2010-2014, 2019-2023)

## Dr. D. José M.ª Santisteban Valenzuela

*Catedrático de Cirugía*

Académico de la Real Academia Sevillana de Ciencias Veterinarias, Jefe del Servicio de Cirugía Equina del Hospital Clínico Veterinario (2000-2020), Medalla de Oro con distintivo rojo al Mérito Profesional (2018, Consejo General de Relaciones Industriales y Ciencias del Trabajo), Director del Hospital Clínico Veterinario (2008-2009, 2016-2019)

## Dra. Dña. M.ª del Mar Granados Machuca

*Profesora Titular de Anestesiología*

Diplomada del European College of Veterinary Anaesthesia and Analgesia (ECVAA), Jefa del Servicio de Anestesia del Hospital Clínico Veterinario de la Universidad de Córdoba (desde 2010), Responsable del Grupo de Investigación Anestesiología de la Junta de Andalucía (desde 2020), Presidenta de la Sociedad Española de Anestesia y Analgesia Veterinaria (2024-2026)

# Colaboradores

Dra. Dña. Cristina Riber Pérez
*Catedrática Emérita de Cirugía*

Dr. D. Rafael V. Santisteban Valenzuela
*Catedrático de Fisiología Animal*

Dr. D. Indalecio Ruiz Calatrava
*Profesor Contratado Doctor de Cirugía*

Dra. Dña. Eva M.ª Martín Suárez
*Profesora Titular de Oftalmología, Diplomada Colegio Latinoamericano de Oftalmología*

Dr. D. Juan M. Domínguez Pérez
*Profesor Titular de Cirugía*

Dr. D. J. Ignacio Redondo García
*Catedrático de Anestesiología (Universidad CEU Cardenal Herrera, Valencia)*

Dr. D. Juan Morgaz Rodríguez
*Profesor Titular de Cirugía*

Dra. Dña. Rocío Navarrete Calvo
*Profesora Titular de Anestesiología*

Dr. D. J. Andrés Fernández Sarmiento
*Profesor Contratado Doctor de Cirugía*

Dra. Dña. Carmen M.ª Villalobos Núñez
*Profesora Asociada de Anestesiología*

Dra. Dña. Margarita E. Galka
*Profesora Asociada de Anestesiología*

Dra. Dña. Setefilla Quirós Carmona
*Profesora Ayudante Doctor de Anestesiología*

Facultad de Veterinaria
Universidad de Córdoba